北京大学妇产科掌中宝系列

产科掌中宝

（第 4 版）

主　编　董　悦

副主编　刘朝晖　时春艳　杨慧霞

北京大学医学出版社

CHANKE ZHANGZHONGBAO

图书在版编目（CIP）数据

产科掌中宝 / 董悦主编. —4 版. —北京：北京大学医学出版社，2017. 4（2025. 3 重印）

ISBN 978-7-5659-1467-6

Ⅰ. ①产… Ⅱ. ①董… Ⅲ. ①产科学 Ⅳ. ① R714

中国版本图书馆 CIP 数据核字（2016）第 217485 号

产科掌中宝（第 4 版）

主　　编：董　悦
出版发行：北京大学医学出版社
地　　址：（100191）北京市海淀区学院路 38 号
　　　　　北京大学医学部院内
电　　话：发行部　010-82802230；
　　　　　图书邮购　010-82802495
网　　址：http：//www.pumpress.com.cn
E-mail：booksale@bjmu.edu.cn
印　　刷：北京瑞达方舟印务有限公司
经　　销：新华书店
责任编辑：刘　燕　　责任校对：金彤文
责任印制：李　啸
开　　本：787 mm×1092 mm　1/32　印张：6.5
　　　　　字数：110 千字
版　　次：2017 年 4 月第 4 版
　　　　　2025 年 3 月第 8 次印刷
书　　号：ISBN 978-7-5659-1467-6
定　　价：20.00 元
版权所有，违者必究
（凡属质量问题请与本社发行部联系退换）

前　　言

《产科掌中宝》第3版问世5年多来，获得了广大妇产科工作者的厚爱。在此我们向读者表示衷心的感谢！

我们对第4版的内容上作了如下改进和调整：

1. 增加了胎儿影像学（如超声诊断和磁共振检查）的相关内容和数据，以便临床医师随时查阅。

2. 在"围生期感染"中加入了最新的临床指南。

3. 增加了中华医学会妇产科分会产科学分会学组发表的最新指南。

衷心希望《产科掌中宝》（第4版）能为住院医师和年轻的主治医师在临床工作中查阅到最新的常用数据、更新知识，从而帮助作出正确的诊断和临床决策提供帮助，继续造福于我国的妇女和儿童！

同时希望广大读者提出宝贵意见以期改进，再次感谢长期支持我们的读者！

主编　董　悦
2017 年元旦

目　　录

妊娠生理 **!**

骨盆的内、外测量值

		正常值	异常值
外测量	髂前上棘间径（IS）	23 ~ 25cm	< 23cm
	粗隆间径（IT）	29 ~ 31cm	< 29cm
	坐骨结节间径（TO）*	8.5 ~ 9.0cm	< 8cm，TO+PS < 15cm
	耻骨弓角度	约 90°	< 90°
	髂嵴间径（IC）	25 ~ 28 cm	< 25cm
	骶耻外径（EC）	> 18cm	≤ 18cm
	出口后矢状径（PS）	8 ~ 9cm	< 8cm
内测量	骶耻内径（DC）	> 11.5cm	≤ 11.5cm
	坐骨棘间径	≥ 10cm（可容 6 横指）	< 10cm（< 6 横指）
	坐骨切迹	5.0 ~ 5.5cm（可容 2 横指）	< 5.0cm（< 2 横指）

*：若 TO ≤ 7.5cm，应测 PS。

子宫颈改良 Bishop 评分

指标	0	1	2	3
子宫颈口开大（cm）	未开	1 ~ 2	3 ~ 4	5 ~ 6
子宫颈管长度（cm）及消融（%）	> 3（0 ~ 30）	≥ 1.5（40 ~ 50）	≥ 0.5（60 ~ 70）	0（≥ 80）
子宫颈软硬度	硬	中	软	

指标	0	1	2	3
子宫颈位置	后	中	前	
先露部高低	S－3	S－2	S－1 S－0	S＋1 S＋2

* 引产失败率预测

评分	失败率
0 ～ 4	45% ～ 50%
5 ～ 9	10%
10 ～ 13	0

孕期根据孕前体重指数推荐的体重增长

孕期根据孕前体重指数（BMI）推荐的体重增长见下表。

孕前 BMI	体重增长 （kg）	增长速度 （kg/w）
＜ 18.4（低体重）	12.5 ～ 18.0	0.45 ～ 0.58
18.5 ～ 24.9（正常）	11.5 ～ 16.0	0.36 ～ 0.45
25.0 ～ 29.9（超重）	7.0 ～ 11.5	0.22 ～ 0.32
≥ 30.0（肥胖）	5.0	0.16 ～ 0.22

（增长速度是指第二孕期和第三孕期）

Rasmassen KM，Catacano PM，Kathleen M，et al. New guideline for weight gain during pregnancy：what obstetrician/gynecologist should know. Current Opinion in Obstetrics and Gynecology，2009，21：521-526.

注：BMI= 体重（kg）/ 身高 ^{2}（m）孕期体

重平均增加 12.5kg。体重增加过少易分娩小于胎龄儿。肥胖孕妇不管体重增加如何，都易分娩大于胎龄儿。

胎盘、脐带和羊水

胎盘

正常的胎盘重量为胎儿体重的 1/6，为 450 ~ 650g。胎盘重量超过 800g 称巨大胎盘。

脐带

正常长度：30 ~ 70cm。

脐带过短：脐带长度 ≤ 30cm。

脐带过长：脐带长度 ≥ 70cm。

羊水

	诊断标准	发生率	B 超提示	
			四个羊水平面之和（AFI）	羊水最大平面（AFD）
正常值			> 8cm	< 8cm
羊水过多	> 2000ml	0.5% ~ 1.0%	> 20cm	> 8cm 轻度：8 ~ 12cm 中度：12 ~ 15cm 重度：> 15cm

	诊断标准	发生率	B 超提示	
			四个羊水平面之和（AFI）	羊水最大平面（AFD）
羊水过少	< 300ml	0.1%	羊水偏少 5～8cm；羊水过少：≤ 5cm。应结合临床及时处理	≤ 2cm

*AFI：羊水指数，即孕妇头高 30°平卧，以脐和腹白线为标志点，将腹部分为四部分，测定各象限最大羊水暗区，相加而得。

羊水过少的诊断：羊水最大垂直深度≤ 2cm 优于 AFI ≤ 5cm。

孕期血容量、血浆蛋白及电解质的变化

	正常非孕妇	足月孕妇	增减百分比
血容量（ml）	3930	5332	+36%
血浆容量（ml）	2580	3655	+42%
红细胞（ml）	1353	1677	+24%
血清蛋白（g/L）	7.7	6.9	−10%
血清白蛋白（g/L）	4.4	3.5	−20%
血清钠（mmol/L）	139.5	138	+1.1%
血清钾（mmol/L）	4.3	4.2	+2.3%
血清氯（mmol/L）	103.5	103.0	+1%

妊娠末期总血容量简易计算法：

非孕期体重（kg）×7%×（1+40%），或

非孕期体重（kg）×10%

由此可计算出产后出血量占血容量的百分数。

孕期女血脂及脂蛋白的变化

孕周(周)	TG (mmol/L)	TC (mmol/L)	HDL-C (mmol/L)	LDL-C (mmol/L)	VLDL-C (mmol/L)	Apo AI (g/L)	Apo B (g/L)	LDL-C/ HDL-C	Apo AI /Apo B
非孕妇	0.97±0.35	3.64±0.81	1.20±0.21	1.79±0.55	0.65±0.26	116.6±22.9	61.5±16.0	1.61±0.89	1.89±0.70
5～8	1.03±0.25	3.72±0.75	1.09±0.18	1.92±0.75	0.73±0.26	127.2±27.0	72.0±14.9	1.79±0.85	1.85±0.60
9～12	1.13±0.28	4.11±0.73	1.46±0.36	1.82±0.70	0.78±0.34	170.1±37.6	74.0±15.9	1.45±0.58	2.40±0.75
13～16	1.50±0.46	4.47±0.70	1.53±0.31	1.92±0.49	0.88±0.26	194.0±33.5	83.0±23.9	1.38±0.55	2.51±0.75
17～20	1.81±0.67	5.25±0.91	1.66±0.29	2.57±0.42	1.01±0.36	209.0±42.0	97.0±21.8	1.58±0.47	2.23±0.60
21～24	2.12±0.43	5.98±0.78	1.82±0.65	3.07±1.01	1.09±0.26	215.0±34.5	107.4±24.5	1.77±0.79	2.12±0.70
25～28	2.24±0.66	6.16±1.04	1.87±0.39	3.20±1.01	1.14±0.42	219.0±33.3	116.7±23.0	1.78±0.59	1.95±0.32
29～32	2.93±0.88	7.15±1.56	1.90±0.49	3.98±1.27	1.33±0.52	219.9±35.6	137.3±30.4	2.29±0.77	1.67±0.40
33～36	2.95±0.99	6.89±1.17	1.77±0.39	3.72±1.01	1.46±0.57	220.4±36.1	146.0±31.7	2.21±0.81	1.52±0.42
37～40	3.11±0.86	6.71±0.96	1.82±0.36	3.38±0.86	1.61±0.60	224.0±43.0	147.0±13.0	1.89±0.60	1.53±0.55

胎儿的发育

	表现	胎龄（月）
皮肤	三层表皮	3
	体毛开始出现 皮肤汗腺及皮脂腺形成	4
口	唇完全融合	2
	腭完全融合	3
	牙釉质及牙质开始沉积	5
	恒牙原基出现	6 ~ 8
胃肠系统	分泌胆汁	3
	直肠	3
	胰岛出现	3
	十二指肠及大肠固定	4
呼吸系统	肺形态具备	3
	上颌窦开始发育	4
	肺中出现弹性纤维	4
泌尿系统及生殖系统	肾产生尿液	2.5
	阴道形成	5
	睾丸下降到阴囊	7 ~ 9
循环系统	心脏具形	1.5
	心脏分为四腔	2.5
	骨髓中开始造血	3
	脾的典型结构形成	7
神经系统	大脑连合完成	5
	脊髓和髓鞘开始形成 皮质具有典型层次	5
特殊感觉器官	鼻中隔完全形成	5
	视网膜层完全形成，可有光感	7
	晶状体的血管膜形成	7
	眼睑分开	7 ~ 8

胎儿超声测量值

确定孕龄方法的准确度比较

方法	精确度
体外受精	±1 天
诱发排卵	±3 天
人工授精	±3 天
单次性交记录	±3 天
基础体温测量	±4 天
孕早期盆腔检查	±2 周
孕中期体检	±4 周
孕晚期体检	±6 周
胎儿顶臀长度	±5 ~ 7 天
孕中期（BPD，HC）	±7 天

孕周与孕囊大小和 HCG 水平

孕龄 （天）	孕周 （周）	孕囊 （mm）	HCG 水平 和范围（U/L）
32	4.6	3	1710（1050 ～ 2800）
33	4.7	4	2320（1440 ～ 3760）
34	4.9	5	3100（1940 ～ 3980）
35	5.0	5.5	4090（2580 ～ 6530）
36	5.1	6	5340（3400 ～ 8450）
37	5.3	7	6880（4420 ～ 10 810）
38	5.4	8	8770（5680 ～ 13 600）
39	5.6	9	11 040（7220 ～ 17 050）
40	5.7	10	13 730（9050 ～ 21 040）
41	5.9	11	15 300（10 140 ～ 23 340）
42	6.0	12	16 870（11 230 ～ 25 640）
43	6.1	13	20 480（13 750 ～ 30 880）
44	6.3	14	24 560（16 650 ～ 36 750）
45	6.4	15	29 110（19 910 ～ 43 220）
46	6.6	16	34 100（25 530 ～ 50 210）
47	6.7	17	39 460（27 470 ～ 57 640）
48	6.9	18	45 120（31 700 ～ 65 380）
49	7.0	19	50 970（36 130 ～ 73 280）
50	7.1	20	56 900（40 700 ～ 81 150）
51	7.3	21	62 760（45 300 ～ 88 790）
52	7.4	22	68 390（49 810 ～ 95 990）
53	7.6	23	73 640（54 120 ～ 102 540）
54	7.7	24	78 350（58 100 ～ 108 230）
55	7.9	25	82 370（61 640 ～ 112 870）
56	8.0	26	85 560（64 600 ～ 116 310）

头臀长

头臀长（mm）	孕周	头臀长（mm）	孕周
8	6.8	44	11.3
10	7.2	46	11.5
12	7.6	48	11.7
14	7.9	50	11.9
16	8.2	52	12.0
18	8.5	54	12.2
20	8.8	56	12.4
22	9.0	58	12.5
24	9.3	60	12.7
26	9.5	62	12.8
28	9.7	64	13.0
30	9.9	66	13.1
32	10.2	68	13.2
34	10.4	70	13.4
36	10.6	72	13.5
38	10.8	74	13.7
40	11.0	76	13.8
42	11.1		

胎儿各径线

孕周	双顶径 （BPD） （mm）	股骨长 （FL） （mm）	头围 （HC） （mm）	腹围 （AC） （mm）
12	15	7	56	51
13	19	10	72	63
14	24	14	89	75
15	28	17	105	87
16	32	20	120	100
17	36	23	135	112
18	39	26	149	124
19	43	29	162	135
20	46	32	175	147
21	50	35	187	159
22	53	37	198	170
23	56	40	209	182
24	59	43	220	193
25	62	45	230	204
26	64	48	239	215
27	67	50	249	226
28	70	53	258	237
29	72	55	266	248
30	75	57	275	258
31	77	60	283	269
32	80	62	290	279
33	82	64	298	290
34	85	66	305	300
35	87	68	312	311
36	89	70	319	321
37	91	72	326	331
38	93	74	333	341
39	96	76	339	351
40	98	78	345	361
41	100	80	351	371

超声测量胎儿各径线比值

孕周	FL/BPD × 100 (s=4.0, 5.0*)	FL/HC × 100 (s=1.0)	FL/AC × 100** (s=1.3)
14	58.0	15.0	19.0
15	59.0	15.7	19.3
16	61.0	16.4	19.8
17	63.0	16.9	20.3
18	65.0	17.5	20.8
19	67.0	18.1	21.0
20	69.0	18.4	21.3
21	70.0	18.6	21.5
22	77.4	18.6	21.6
23	77.6	18.8	21.7
24	77.8	19.0	21.7
25	78.0	19.2	21.8
26	78.2	19.4	21.8
27	78.4	19.6	21.7
28	78.6	19.8	21.9
29	78.8	20.0	21.9
30	79.0	20.3	22.0
31	79.2	20.5	22.0
32	79.4	20.7	22.1
33	79.6	20.9	22.1
34	79.8	21.1	22.1
35	80.0	21.4	22.2
36	80.2	21.6	22.2
37	80.4	21.8	22.3
38	80.6	22.0	22.3
39	80.8	22.2	22.3
40	81.0	22.4	22.4

*：s 为标准差，22 周前 FL/BPD 的 s 为 4.0，22 周后为 5.0。

**：FL/AC × 100 如 >24 则提示胎儿生长受限。

胎儿出生体重

孕周	第 50 百分位（g）	第 10 百分位（g）	第 90 百分位（g）
21	513	320	746
22	513	320	746
23	589	365	861
24	675	417	989
25	773	477	1132
26	882	546	1289
27	1005	627	1463
28	1143	720	1653
29	1298	829	1809
30	1484	955	2136
31	1695	1100	2402
32	1920	1284	2673
33	2155	1499	2910
34	2394	1728	3132
35	2628	1974	3333
36	2849	2224	3521
37	3052	2455	3706
38	3227	2642	3867
39	3364	2790	3994
40	3462	2891	4080
41	3589	3011	4185

出生体重＜第 10 百分位数或足月胎儿体重＜ 2500g 为低出生体重儿，提示胎儿生长受限。

妊娠中晚期胎儿腹围不适用于核对孕周，胎儿腹围是预测胎儿体重最敏感的参数。

胎儿腹围（FAC）预测巨大胎儿的敏感性和特异性

FAC（cm）	敏感性	特异性	阳性预测值	阴性预测值	诊断符合率
35	98.1%	54.2%	55.2%	98.1%	70.3%
36	75.9%	90.4%	82.0%	86.7%	85.1%
37	50%	96.8%	90.0%	77.1%	79.7%
38	20.4%	100%	100%	68.6%	70.9%

胎儿腹围与胎儿体重的关系

FAC (cm)	平均体重 (g) ±s	第 10 ~ 90 百分位数	巨大儿率（%）
28 ~ 28.9	2462±277	1970 ~ 2820	0
29 ~ 29.9	2665±313	2150 ~ 3090	0
30 ~ 30.9	2942±239	2600 ~ 3250	0
31 ~ 31.9	3094±246	2800 ~ 3400	0
32 ~ 32.9	3235±272	2900 ~ 3600	0
33 ~ 33.9	3380±227	3050 ~ 3700	0
34 ~ 34.9	3536±227	3250 ~ 3800	1.1%
35 ~ 35.9	3691±277	3300 ~ 4050	14.6%
36 ~ 36.9	3957±256	3650 ~ 4350	51.0%
37 ~ 37.9	4205±250	3900 ~ 4525	84.4%
≥ 38	4489±267	4200 ~ 4875	100%

胎儿腹围和股骨长预测胎儿体重*

股骨长 (cm)	胎儿腹围 (cm)												
	20	20.5	21	21.5	22	22.5	23	23.5	24	24.5	25	25.5	26
4.0	663	691	720	751	783	816	851	887	925	964	1006	1048	1093
4.1	680	709	738	769	802	836	871	907	946	986	1027	1078	1115
4.2	697	726	757	788	821	855	891	928	967	1007	1049	1093	1138
4.3	715	745	776	808	841	875	912	949	988	1029	1071	1116	1162
4.4	734	764	795	827	861	896	933	971	1010	1051	1094	1139	1185
4.5	753	783	815	847	882	917	954	993	1033	1047	1118	1163	1210
4.6	772	803	835	868	903	939	976	1015	1056	1098	1142	1187	1235
4.7	792	823	856	889	924	961	999	1038	1079	1122	1166	1212	1260
4.8	812	844	877	911	947	984	1022	1062	1103	1146	1191	1237	1286
4.9	833	865	899	933	969	1007	1046	1086	1128	1171	1216	1263	1312
5.0	855	887	921	956	993	1031	1070	1111	1153	1197	1243	1290	1339

*: 胎儿体重以克（g）计。

股骨长 (cm)	26.5	27	27.5	28	28.5	29	29.5	30	30.5	31	31.5	32	32.5	33
					胎儿腹围 (cm)									
4.0	1139	1188	1239	1291	1364	1403	1463	1525	1590	1658	1729	1802	1879	1959
4.1	1162	1211	1262	1315	1371	1429	1489	1551	1617	1685	1756	1830	1907	1987
4.2	1186	1235	1287	1340	1396	1454	1515	1578	1644	1712	1783	1858	1935	2016
4.3	1209	1259	1311	1365	1422	1480	1541	1605	1671	1740	1812	1886	1964	2045
4.4	1234	1284	1336	1391	1448	1507	1568	1632	1699	1768	1840	1915	1993	2075
4.5	1259	1309	1362	1417	1474	1534	1596	1660	1727	1797	1869	1944	2023	2105
4.6	1284	1335	1388	1444	1501	1561	1623	1688	1756	1826	1898	1974	2053	2135
4.7	1310	1361	1415	1471	1529	1589	1652	1717	1785	1855	1928	2004	2084	2166
4.8	1336	1388	1442	1498	1557	1618	1681	1746	1814	1885	1959	2035	2115	2197
4.9	1363	1415	1470	1527	1585	1647	1710	1776	1845	1916	1990	2066	2146	2229
5.0	1390	1443	1498	1555	1615	1676	1740	1806	1875	1947	2021	2098	2178	2261

股骨长 (cm)	胎儿腹围（cm）													
	33.5	34	34.5	35	35.5	36	36.5	37	37.5	38	38.5	39	39.5	40
4.0	2042	2129	2220	2314	2413	2515	2622	2734	2850	2972	3098	3230	3367	3511
4.1	2071	2158	2249	2344	2442	2545	2652	2764	2880	3002	3128	3260	3397	3540
4.2	2100	2187	2279	2373	2472	2575	2683	2794	2911	3032	3159	3290	3427	3570
4.3	2129	2217	2308	2404	2503	2606	2713	2825	2942	3063	3189	3321	3458	3600
4.4	2159	2247	2339	2434	2533	2637	2744	2856	2973	3094	3220	3352	3488	3630
4.5	2189	2278	2370	2465	2565	2668	2776	2888	3004	3125	3251	3383	3519	3661
4.6	2220	2309	2401	2497	2596	2700	2807	2919	3036	3157	3283	3414	3550	3692
4.7	2251	2340	2432	2528	2628	2732	2840	2952	3068	3189	3315	3446	3582	3723
4.8	2283	2372	2464	2560	2660	2764	2872	2984	3100	3221	3347	3478	3613	3754
4.9	2315	2404	2497	2593	2693	2797	2905	3017	3133	3254	3380	3510	3645	3786
5.0	2347	2437	2530	2626	2726	2830	2938	3050	3166	3287	3412	3542	3677	3818

股骨长 (cm)	胎儿腹围（cm）												
	20	20.5	21	21.5	22	22.5	23	23.5	24	24.5	25	25.5	26
5.1	877	910	944	980	1016	1055	1095	1136	1179	1223	1269	1317	1367
5.2	899	933	967	1004	1041	1080	1120	1162	1205	1250	1296	1344	1395
5.3	922	956	992	1028	1066	1105	1146	1188	1232	1277	1324	1373	1423
5.4	946	981	1016	1053	1091	1131	1172	1215	1259	1305	1352	1401	1452
5.5	971	1005	1041	1079	1118	1158	1199	1242	1287	1333	1381	1431	1482
5.6	995	1031	1067	1105	1144	1185	1227	1271	1316	1362	1411	1461	1513
5.7	1021	1057	1094	1132	1172	1213	1255	1299	1345	1392	1441	1491	1544
5.8	1047	1084	1121	1160	1200	1242	1285	1329	1375	1422	1472	1523	1575
5.9	1074	1111	1149	1188	1229	1271	1314	1359	1406	1454	1503	1555	1608
6.0	1102	1139	1178	1217	1258	1301	1345	1390	1437	1485	1535	1587	1641
6.1	1130	1168	1207	1247	1289	1331	1376	1421	1469	1518	1568	1620	1674

股骨长 (cm)	胎儿腹围（cm）													
	26.5	27	27.5	28	28.5	29	29.5	30	30.5	31	31.5	32	32.5	33
5.1	1418	1471	1527	1584	1644	1706	1770	1837	1906	1978	2053	2130	2210	2294
5.2	1447	1500	1556	1614	1674	1737	1801	1868	1938	2010	2085	2163	2243	2327
5.3	1476	1530	1586	1645	1705	1768	1833	1900	1970	2043	2118	2196	2277	2360
5.4	1505	1560	1617	1675	1736	1799	1865	1933	2003	2076	2151	2229	2311	2395
5.5	1535	1591	1648	1707	1768	1832	1897	1966	2036	2109	2185	2264	2345	2429
5.6	1566	1622	1679	1739	1801	1864	1931	1999	2070	2143	2220	2298	2380	2464
5.7	1598	1654	1712	1772	1834	1898	1964	2033	2104	2178	2254	2333	2415	2500
5.8	1630	1686	1744	1805	1867	1932	1999	2068	2139	2213	2290	2369	2451	2536
5.9	1663	1719	1778	1839	1902	1966	2034	2103	2175	2249	2326	2405	2488	2573
6.0	1696	1753	1812	1873	1936	2002	2069	2139	2211	2286	2363	2442	2525	2610
6.1	1730	1788	1847	1908	1972	2038	2105	2175	2248	2323	2400	2480	2562	2647

股骨长 (cm)	胎儿腹围 (cm)													
	33.5	34	34.5	35	35.5	36	36.5	37	37.5	38	38.5	39	39.5	40
5.1	2380	2470	2563	2659	2760	2864	2972	3084	3200	3320	3445	3575	3710	3850
5.2	2413	2503	2597	2693	2794	2898	3006	3117	3234	3354	3479	3608	3743	3882
5.3	2447	2537	2631	2728	2828	2932	3040	3152	3268	3388	3513	3642	3776	3915
5.4	2482	2572	2665	2762	2863	2967	3075	3186	3302	3422	3547	3676	3809	3948
5.5	2516	2607	2700	2797	2898	3002	3110	3221	3337	3457	3581	3710	3843	3981
5.6	2552	2642	2736	2833	2933	3038	3145	3257	3372	3492	3616	3744	3877	4015
5.7	2587	2678	2772	2869	2970	3074	3181	3293	3408	3527	3651	3779	3911	4048
5.8	2624	2714	2808	2905	3006	3110	3218	3329	3444	3563	3686	3814	3946	4082
5.9	2660	2751	2845	2942	3043	3147	3254	3366	3480	3599	3722	3849	3981	4117
6.0	2698	2789	2883	2980	3080	3184	3292	3403	3517	3636	3758	3885	4016	4151
6.1	2736	2827	2921	3018	3118	3222	3329	3440	3554	3673	3795	3921	4052	4186

股骨长 (cm)	胎儿腹围 (cm)												
	20	20.5	21	21.5	22	22.5	23	23.5	24	24.5	25	25.5	26
6.2	1160	1198	1237	1278	1319	1363	1408	1454	1501	1551	1602	1654	1709
6.3	1189	1228	1268	1309	1351	1359	1440	1487	1535	1585	1636	1689	1744
6.4	1220	1259	1299	1341	1384	1428	1473	1520	1569	1619	1671	1724	1779
6.5	1251	1291	1332	1373	1417	1461	1507	1555	1604	1655	1707	1760	1816
6.6	1284	1324	1365	1407	1451	1496	1542	1590	1640	1691	1743	1797	1853
6.7	1317	1357	1399	1441	1486	1531	1578	1626	1676	1728	1780	1835	1891
6.8	1351	1391	1433	1477	1521	1567	1615	1663	1713	1765	1819	1873	1930
6.9	1385	1427	1469	1513	1558	1604	1652	1701	1752	1804	1857	1913	1970
7.0	1421	1463	1506	1550	1595	1642	1690	1740	1791	1843	1897	1953	2010
7.1	1458	1500	1543	1588	1633	1681	1729	1779	1830	1883	1938	1994	2051
7.2	1495	1538	1581	1626	1673	1720	1769	1819	1871	1924	1979	2035	2093

股骨长 (cm)	胎儿腹围 (cm)														
	26.5	27	27.5	28	28.5	29	29.5	30	30.5	31	31.5	32	32.5	33
6.2	1765	1823	1882	1944	2008	2074	2142	2212	2285	2360	2438	2518	2600	2686
6.3	1800	1858	1919	1981	2045	2111	2180	2250	2323	2398	2476	2556	2639	2725
6.4	1836	1895	1956	2018	2082	2149	2218	2289	2362	2437	2515	2595	2678	2764
6.5	1873	1932	1993	2056	2121	2188	2256	2328	2401	2477	2555	2635	2718	2804
6.6	1911	1970	2031	2094	2160	2227	2296	2367	2441	2517	2595	2675	2759	2844
6.7	1949	2009	2070	2134	2199	2267	2336	2408	2481	2557	2636	2716	2800	2885
6.8	1988	2048	2110	2174	2240	2307	2377	2449	2523	2599	2677	2758	2841	2927
6.9	2028	2089	2151	2215	2281	2348	2418	2490	2564	2641	2719	2800	2884	2969
7.0	2069	2130	2192	2256	2322	2391	2461	2533	2607	2683	2762	2843	2927	3012
7.1	2110	2171	2234	2299	2365	2433	2504	2576	2650	2727	2806	2887	2970	3056
7.2	2153	2214	2277	2342	2408	2477	2547	2620	2694	2771	2850	2931	3014	3100

续表

股骨长 (cm)	胎儿腹围 (cm)													
	33.5	34	34.5	35	35.5	36	36.5	37	37.5	38	38.5	39	39.5	40
6.2	2774	2865	2959	3056	3157	3260	3367	3478	3592	3710	3832	3957	4087	4222
6.3	2813	2904	2998	3095	3195	3299	3406	3516	3630	3747	3869	3994	4124	4257
6.4	2852	2943	3037	3134	3235	3338	3445	3555	3698	3785	3906	4031	4160	4293
6.5	2892	2983	3077	3174	3274	3378	3484	3594	3707	3824	3944	4069	4197	4329
6.6	2933	3024	3118	3215	3315	3418	3524	3633	3746	3863	3983	4106	4234	4366
6.7	2974	3065	3159	3256	3355	3458	3564	3673	3786	3902	4021	4144	4271	4402
6.8	3016	3107	3200	3297	3397	3499	3605	3714	3826	3941	4060	4183	4309	4439
6.9	3058	3149	3242	3339	3438	3541	3646	3754	3866	3981	4100	4222	4347	4477
7.0	3101	3192	3285	3381	3481	3583	3688	3796	3907	4022	4140	4261	4386	4514
7.1	3144	3235	3328	3424	3523	3625	3730	3838	3948	4062	4180	4300	4425	4552
7.2	3188	3279	3372	3468	3567	3668	3772	3880	3990	4104	4220	4340	4464	4591

股骨长 (cm)	胎儿腹围 (cm)												
	20	20.5	21	21.5	22	22.5	23	23.5	24	24.5	25	25.5	26
7.3	1534	1577	1621	1666	1713	1761	1810	1861	1913	1966	2021	2078	2136
7.4	1573	1616	1661	1707	1754	1802	1852	1903	1955	2009	2065	2122	2180
7.5	1614	1657	1702	1749	1796	1845	1895	1946	1999	2053	2109	2166	2225
7.6	1655	1699	1745	1791	1839	1888	1939	1990	2043	2098	2154	2211	2270
7.7	1698	1742	1788	1835	1883	1933	1983	2035	2089	2144	2200	2258	2317
7.8	1741	1786	1833	1880	1928	1978	2029	2082	2135	2191	2247	2305	2365
7.9	1786	1832	1878	1926	1975	2025	2076	2129	2183	2238	2295	2353	2413
8.0	1832	1878	1925	1973	2022	2073	2124	2177	2232	2287	2344	2403	2463
8.1	1879	1926	1973	2021	2071	2121	2173	2227	2281	2337	2394	2453	2513
8.2	1928	1974	2022	2070	2120	2171	2224	2277	2332	2388	2446	2504	2565
8.3	1978	2024	2072	2121	2171	2223	2275	2329	2384	2440	2498	2557	2617

股骨长 (cm)	胎儿腹围 (cm)														
	26.5	27	27.5	28	28.5	29	29.5	30	30.5	31	31.5	32	32.5	33
7.3	2196	2258	2321	2386	2453	2521	2592	2665	2739	2816	2895	2976	3059	3145
7.4	2240	2302	2365	2431	2498	2566	2637	2710	2785	2861	2940	3021	3105	3190
7.5	2285	2347	2411	2476	2543	2612	2683	2756	2831	2908	2987	3068	3151	3236
7.6	2331	2393	2457	2523	2590	2659	2730	2803	2878	2955	3034	3115	3198	3283
7.7	2378	2440	2504	2570	2638	2707	2778	2851	2926	3003	3081	3162	3245	3331
7.8	2426	2488	2553	2618	2686	2755	2827	2899	2974	3051	3130	3211	3294	3379
7.9	2474	2537	2602	2668	2735	2805	2867	2949	3024	3100	3179	3260	3343	3427
8.0	2524	2587	2652	2718	2785	2855	2926	2999	3074	3151	3229	3310	3392	3477
8.1	2575	2638	2702	2769	2837	2906	2977	3050	3125	3202	3280	3360	3443	3527
8.2	2626	2690	2754	2821	2889	2958	3029	3102	3177	3253	3332	3412	3494	3578
8.3	2679	2743	2807	2874	2942	3011	3082	3155	3230	3306	3384	3464	3546	3630

股骨长 (cm)	胎儿腹围 (cm)													
	33.5	34	34.5	35	35.5	36	36.5	37	37.5	38	38.5	39	39.5	40
7.3	3233	3323	3416	3512	3610	3712	3816	3922	4032	4145	4261	4381	4503	4629
7.4	3278	3369	3461	3557	3655	3756	3859	3966	4075	4187	4303	4421	4543	4668
7.5	3324	3414	3507	3602	3700	3800	3903	4009	4118	4230	4344	4462	4583	4708
7.6	3371	3461	3553	3648	3745	3845	3948	4053	4161	4272	4387	4504	4624	4747
7.7	3418	3508	3600	3694	3791	3891	3993	4098	4205	4316	4429	4545	4665	4787
7.8	3466	3555	3647	3741	3838	3937	4039	4143	4250	4360	4472	4588	4706	4827
7.9	3514	3604	3695	3789	3885	3984	4085	4188	4295	4404	4515	4630	4748	4868
8.0	3564	3653	3744	3837	3933	4031	4131	4234	4340	4448	4559	4673	4790	4909
8.1	3614	3702	3793	3886	3981	4079	4179	4281	4386	4493	4604	4716	4832	4950
8.2	3664	3752	3843	3935	4030	4127	4226	4328	4432	4539	4648	4760	4875	4992
8.3	3716	3803	3893	3985	4080	4176	4275	4376	4479	4585	4693	4804	4918	5034

妊娠 16 ~ 42 周羊水指数（AFI）的正常值

孕周	AFI 百分位数（mm）				
	2.5	5	50	95	97.5
16	73	79	121	185	201
17	77	83	127	194	211
18	80	87	133	202	220
19	83	90	137	207	225
20	86	93	141	212	230
21	88	95	143	214	233
22	89	97	145	216	235
23	90	98	146	218	237
24	90	98	147	221	240
25	89	97	147	223	242
26	89	97	147	223	242
27	85	96	146	226	245
28	86	94	146	228	249
29	84	92	145	231	254
30	82	90	145	234	258
31	79	88	144	238	263
32	77	86	144	242	269
33	74	83	143	245	274
34	72	81	142	248	278
35	70	79	140	249	279
36	68	77	138	249	279
37	66	75	135	244	275
38	65	73	132	239	269
39	64	72	127	226	255
40	63	71	123	214	240
41	63	70	116	194	216
42	63	69	110	175	192

胎儿颈项透明层厚度诊断唐氏综合征

胎儿颈项透明层厚度（NT）在 10 ～ 13 周有意义。在 10 ～ 13 周 NT ≥ 2.5mm 为异常。在此孕期唐氏综合征 NT 平均值为 4.7±1.6mm。

以 NT ≥ 2.5mm 为诊断标准，唐氏综合征检出率为 44%。在测量 NT 时宜多次准确测量以降低假阳性率。

胎儿颈项透明层厚度	胎儿发生异常的风险率
3.0 ～ 3.4mm	8%
3.5 ～ 4.4mm	17%
4.5 ～ 5.4mm	29%
5.5 ～ 6.4mm	64%
≥ 6.5mm	80%

如染色体核型正常，需要详细检查胎儿的解剖结构，特别是心脏、膈疝和脐疝，以及罕见的综合征如 Noonan 综合征。

超声测量子宫颈长度正常值

● 妊娠 24 ～ 35 周子宫颈长度正常值为 36±5mm。

● 子宫颈缩短的超声诊断标准：子宫颈长度 ≤ 2.5cm 则提示子宫颈缩短，如妊娠中期存在子宫颈缩短，则早产风险增加。

子宫颈缩短 ≠ 子宫颈功能不全。子宫颈功能不全的诊断主要依据典型的妊娠中期无痛性宫口开大致晚期流产的病史。如为首次妊娠，临床检查胎囊突出至子宫颈外口或超声提示子宫颈外口呈管桶状扩张，并排除感染等因素，则提示子宫颈功能不全。

有早产史或胎膜早破（PROM）史者，应从16周开始每 1 ~ 3 周监测子宫颈长度。如果子宫颈进展性缩短，或在 20 ~ 24 周时 ≤ 2.5cm，则提示存在子宫颈功能不全的可能。建议行环扎术。

子宫颈内口是否开大及程度并无意义，可以通过闭合段的子宫颈长度来反映是否存在子宫颈功能不全。

胎儿多普勒超声数据

● 多普勒参数 $=S/D$, RI（阻力指数）$= (S - D)/S$, PI（搏动指数）$= (S - D)/A$

S：收缩期最高频移，D：舒张末期频移，A：平均频移。

在临床应用中，PI 和 RI 逐渐取代了 S/D 比值，在舒张期血流消失或反流时，不能测出 S/D，RI 亦不准确，而 PI 不会出现偏移。

下表为正常妊娠时脐动脉 S/D、PI 和 RI 指数参考值。

孕周	S/D		PI	RI
	均值	上限		
24	3.5	4.25		
25	3.4	4.1		
26	3.3	3.9	1.12 ± 0.17	0.66 ± 0.07
27	3.2	3.75		
28	3.1	3.7		
29	3.0	3.6		
30	2.9	3.5		
31	2.85	3.45		
32	2.8	3.4		
33	2.7	3.3	1.02 ± 0.21	0.61 ± 0.09
34	2.6	3.15		
35	2.55	3.1		
36	2.45	3.0		
37	2.4	2.9		
38	2.35	2.8	0.86 ± 0.16	0.56 ± 0.07

● 脐动脉：PI 或 RI 或 S/D 高于第 95 百分位数或 $>2s$ 时为异常，应密切监测胎儿状况。若继续升高，则依据临床情况和其他监测手段决定是否终止妊娠。

脐动脉舒张期血流消失或出现反流时，应考虑终止妊娠或密切监测胎儿情况。

脐动脉舒张期血流消失或出现反流时，一般不可逆，围生儿死亡率为 45%，宫内生长受限（IUGR）率为 68%，胎儿畸形率为 10%，染色体异常率为 6.4%，新生儿入住新生儿重症监控病房（NICU）率为 84%。

不同孕周胎儿大脑中动脉峰值流速测定的参考值

孕周	1.0MoM（cm/s）	1.5MoM（cm/s）
14	19.3	28.9
15	20.2	30.3
16	21.1	31.7
17	22.1	33.2
18	23.2	34.8
19	24.3	36.5
20	25.5	38.2
21	26.7	40.0
22	27.9	41.9
23	29.3	43.9
24	30.7	46.0
25	32.1	48.2
26	33.6	50.4
27	35.2	52.8
28	36.9	55.4
29	38.7	58.0
30	40.5	60.7
31	42.4	63.6
32	44.4	66.6
33	46.5	69.8
34	48.7	73.1
35	51.1	76.6

孕周	1.0MoM（cm/s）	1.5MoM（cm/s）
36	53.5	80.2
37	56.0	84.0
38	58.7	88.0
39	61.5	92.2
40	64.4	96.6

MoM：中位数的倍数。

2000 年，Mari 第一次提出了应用无创性的超声多普勒技术测量大脑中动脉（MCA）峰值流速来检测非水肿胎儿的中重度贫血，敏感性高达 88%，特异性达 82%。2009 年，有 Meta 分析评价了 MCA-PSV 对胎儿贫血的诊断价值，重度贫血者敏感性为 75.5%，特异性为 90.8%。如 MCA ≥ 1.5MoM（cm/s），则提示存在中重度贫血的可能，应进一步行脐带穿刺，检测胎儿血红蛋白和红细胞压积。建议初次致敏的孕妇自 22 ～ 24 周以及抗 D 抗体大于临界值时监测胎儿 MCA-PSV，再次致敏的孕妇自 18 周开始监测。

● MRI：可以协助超声诊断胎儿畸形并研究胎儿发育，并且可以评价大脑的皮质发育，在妊娠晚期使用是安全的。

● 超声检查提示染色体异常高危的指标是：妊娠 10 ～ 14 周 NT 异常，先天性心脏病特别是心内膜垫缺损以及脑室扩张、十二指肠闭锁、脐膨出和双泡征。

肾盂扩张和肾盂积水

- 发生率（检出率）：1% ～ 5%。
- 分类

轻度扩张：5 ～ 10mm，90% 为生理性，出生后不需要治疗。

中度扩张：10 ～ 15mm，45% 出生后需要治疗。

重度扩张：>15mm，88% 需要治疗，重度者又称肾盂积水。

- 动态观察并检查有无其他异常，以及羊水量、膀胱和肾回声等。
- 肾盂扩张或积水的原因

◇生理性，一过性。

◇膀胱 - 输尿管反流。

◇肾盂和输尿管梗阻。

◇输尿管与膀胱梗阻。

◇尿道梗阻：后尿道瓣膜。

◇一些少见的异常综合征：Prune-Belly 综合征，表现为巨膀胱和肾盂、输尿管扩张。

- 肾盂扩张的诊断标准

◇Stocks（1990）

孕周（周）	标准	范围
15 ~ 20	≥ 4mm	4 ~ 7mm 轻度
		> 7mm 中度
21 ~ 30	≥ 5mm	5 ~ 8mm 轻度
		9 ~ 15mm 中度
		> 15mm 重度
31 ~ 40	≥ 7mm	7 ~ 9mm 轻度
		10 ~ 15mm 中度
		> 15mm 重度

如 ≥ 15mm，可诊断肾盂积水。

◇Meudell（1990）

≥ 15mm 诊断为肾盂积水。肾盂积水分级（SFLI，1988）：

Ⅰ级：仅肾盂扩张。

Ⅱ级：肾盂扩张，有部分肾盏扩张。

Ⅲ级：肾盂、肾盏均扩张。

Ⅳ级：肾盂、肾盏均扩张，皮质变薄。

侧脑室增宽

● 诊断标准：均值为 7.6±0.6mm，10mm 为正常上限。10 ~ 15mm 为脑室增宽，≥ 15mm 为脑积水。10 ~ 12mm 为轻度脑室增宽，12 ~ 15mm 为重度脑室增宽。

● 处理：详细检查胎儿结构以排除其他畸形。对胎儿的中枢神经系统行 MRI 检查并建议产前诊断。

● 咨询：如为单纯的侧脑室轻度增宽，80% 预后良好。重度增宽者 60% 合并胎儿发育异常，常见的为脊柱裂和胼胝体发育异常。侧脑室宽度＞12mm并呈进行性发展及不对称性扩张者预后不良。

脉络丛囊肿

● 脉络丛囊肿的临床意义：①染色体异常，主要是18三体综合征。②合并神经系统发育异常，如Aicardi综合征等。③是发育过程中的一种表现，无意义。

● 脉络丛囊肿的咨询和处理：进行详细的胎儿结构的检查。如果不合并其他异常，可依据唐氏筛查的结果决定是否行胎儿染色体检查。如果唐氏筛查高危，或孕妇年龄>35岁，或伴其他畸形，应推荐做胎儿染色体检查。

● 左心室内强回声光点：为乳头肌和腱索的反射，当前研究提示与染色体异常无相关性。

胎儿小头畸形的诊断标准

原发性小头畸形（congenital microcephaly）又称常染色体隐性遗传小头畸形（autosomal recessive primary microcephaly，MCPH），是一种遗传异质性神经系统发育障碍疾病。临床表现主要有：头围小于正常同龄、同性别人群的3个标准差；轻度智力退化，除了部分有中度癫痫外，无其他神经系统异常；身高、体重和外貌基本正常。本病也可能是其他综合征的一个表现。诊断：胎儿头围和头颅形态受遗传因素的影响，以头围≤均数$-2s$有假阳性，无假阴性，以HC≤均数$-3s$诊断小头畸形，无假阴性；采用$-4s$特异性高，无假阳性。

孕周 （周）	头围（mm）：低于均值					
	均数	−1	−2	−3	−4	−5
20	175	160	145	131	116	101
21	187	172	157	143	128	113
22	198	184	169	154	140	125
23	210	192	180	166	151	136
24	221	206	191	177	162	147
25	232	217	202	188	173	158
26	242	227	213	198	183	169
27	252	238	223	208	194	179
28	262	247	233	218	203	189
29	271	257	242	227	213	198
30	281	266	251	236	222	207
31	289	274	260	245	230	216
32	297	283	258	253	239	224
33	305	290	276	261	246	232
34	312	297	283	268	253	239
35	319	304	289	275	260	245
36	325	310	295	281	266	251
37	330	316	301	286	272	257
38	335	320	306	291	276	262
39	339	325	320	295	281	266
40	343	328	314	299	284	270
41	346	331	316	302	287	272
42	348	333	319	304	289	275

胎儿监护

生物物理评分

NST 反应型	20min 内至少有两次胎动后胎心率（FHR）上升 > 15 次 / 分，并持续 15s
胎儿呼吸运动	30min 内至少有一段 ≥ 30s 的呼吸运动
胎动	30min 内至少 ≥ 3 次胎动（肢体或躯干）
胎儿肌张力	30min 内 ≥ 1 次肢体、躯干或手的伸展和屈曲
羊水指数	正常 > 8cm 或最大羊水池深度 > 2cm

每项评分为 2 分，总分为 10 分。BPS ≥ 8 分为正常，6 分为可疑，≤ 4 分为异常。评分为 6 分时，如有羊水过少，应终止妊娠，如孕周 ≥ 36 周，则应终止妊娠；孕周 < 36 周，6h 后重复 BPS，如仍 ≤ 4 分，则终止妊娠。

NST 反应型的发生率

孕周（周）	NST 反应型的发生率（%）
20 ~ 24	30
24 ~ 28	50
28 ~ 30	75
30 ~ 32	85
32 ~ 36	95

NST 反应受药物的影响，如使用大量硫酸镁、镇静剂或糖皮质激素等。如 NST 20min 无反

应，应持续监护 60min 再作判断。

胎儿肺成熟度

● 胎儿肺成熟度的判断：通过准确孕周和羊水振荡试验可了解胎儿肺成熟度。

● 促胎儿肺成熟的适应证：孕 28 ~ 34 周、7 日内有早产高危者、患妊娠糖尿病者（包括孕周 >34 周病例）；如孕周为 34 ~ 36 周，应根据病情或胎儿肺成熟度决定是否采取促胎儿肺成熟的措施。

● 方法：地塞米松 5mg im，q12h×4，或倍他米松 12mg im，qd×2，或羊膜腔内注射 10mg 1 次。

● 效果：用后 48h 至 7 天效果最好，不足 48h 也有一定的作用。不建议缩短应用间隔。

附：羊膜腔穿刺

1. 嘱患者排空膀胱。

2. 以下各点均可穿刺：①经 B 超提示的羊水平面最大处。②触诊胎儿肢体部位。③耻骨联合上。④胎儿项下（由助手固定胎儿，避开穿刺部位）。

3. 常规消毒、铺巾。

4. 穿刺，抽出羊水 5ml，注意其性状。

5. 如有促胎儿肺成熟的必要，可向羊膜腔内注入 10mg 地塞米松。注入药物前后均应回吸羊水，以确认穿刺针在羊膜腔内。

6．拔针时，注意不要形成负压。

7．以敷料覆盖穿刺点。

8．听胎心。

附：羊水振荡试验

1．离心　常温，速度 2000 r/min，离心 10 min。

2．取 4 个干净、干燥的玻璃试管，编号 1、2、3、4。

3．向试管内依次（1、2、3、4）加入 1ml、0.75ml、0.5ml、0.25ml 羊水上清液。

4．向试管内依次（1、2、3、4）加入 0ml、0.25ml、0.5ml、0.75ml 生理盐水。

5．向每个试管内加入 95% 乙醇各 1ml。

6．充分振荡 30s。

7．垂直静置 30min。

8．观察液面是否沿试管壁形成完整的泡沫环。如有两管或更多管有完整泡沫环，则为羊水振荡试验结果阳性，提示胎儿肺成熟。

* 如核对孕周已达 39 周，可推测胎儿肺已成熟，而不必行羊膜腔穿刺。

妊娠合并症

妊娠高血压疾病

妊娠高血压疾病的分类标准

[杨孜，张为远.妊娠期高血压疾病诊治指南.中华妇产科杂志，2015，50（10）：721-728.]

● 妊娠期高血压：BP ≥ 140/90mmHg（间隔6h，至少2次），无蛋白尿，孕20周后首次出现，血压于产后12周恢复正常。不伴随其他症状。

● 子痫前期

◇轻度：孕20周以后首次出现，间隔6h，至少2次出现 BP ≥ 140/90mmHg、尿蛋白 ≥ 0.3g/24h 或（+）以上（间隔4h），但血压或其他器官受累均未达到重度标准。

◇重度：血压升高并达到以下任何一项，或收缩压 ≥ 160mmHg 或舒张压 ≥ 110mmHg。

① BP ≥ 160/110mmHg；

②尿蛋白 ≥ 2.0g/24h 或（++）以上 *；

③血肌酐 > 106μmol/L；

④少尿；

⑤血小板 < 10×10^9/L；

⑥微血管溶血；

⑦ ALT 或 AST 上升；

⑧持续头痛、其他脑部症状或视觉障碍；

⑨心力衰竭或肺水肿；

⑩持续上腹不适；

⑪ 低蛋白血症伴腹水、胸腔积液或心包积液；

⑫ 胎儿生长受限、羊水过少、胎死宫内及

胎盘早剥。

- 子痫：子痫前期孕妇抽搐或昏迷而不能用其他原因解释者。

- 妊娠合并慢性高血压：孕前或孕 20 周以前 BP ≥ 140/90mmHg，妊娠期无明显加重，或孕 20 周后首次诊断高血压并持续到产后 12 周以后。

- 慢性高血压（原发性高血压）合并子痫前期：

（1）慢性高血压孕妇无蛋白尿，孕 20 周后出现蛋白尿 ≥ 0.3g/24h。

（2）慢性高血压孕妇孕 20 周以前有蛋白尿，20 周后蛋白尿突然增加，或血压进一步升高，或出现上述重度子痫前期的任何一项表现。

注：①单纯水肿不作为诊断标准，因正常孕妇妊娠晚期均可发生，无特异性。蛋白尿不作为必需的诊断标准。

②较基础血压 ≥ 30/15mmHg 或舒张压升高 ≥ 15mmHg，但 BP < 140/90mmHg，也不诊断为妊娠高血压疾病，需严密观察。

子痫前期的严重母儿并发症

子痫前期可并发子痫、急性肾衰竭、脑血管病变（脑出血、脑梗死）、心力衰竭、肺水肿、肝病（肝被膜下出血、HELLP 综合征）、胎盘早剥、胎儿窘迫、胎死宫内、胎儿宫内发育受限、新生儿窒息、新生儿死亡和低出生体重儿等。

妊娠期高血压、子痫前期及子痫的处理原则

- 妊娠期高血压

（1）休息。

（2）镇静。

（3）密切监测母胎状态。

（4）酌情降压。

● 轻度子痫前期

（1）休息。

（2）镇静。

（3）密切监测母儿状态 *。

*：妊娠期高血压和轻度子痫前期除常规产前检查外，需监测：

①母：血压和尿蛋白等实验室检查，以及临床症状，如头痛、视物不清和上腹痛等。

②胎儿：胎动、NST 及 B 超监测。

● 重度子痫前期

（1）休息。

（2）镇静。

（3）密切监测母儿状态，同"轻度子痫前期"。

（4）药物治疗

1）硫酸镁的应用

①硫酸镁的作用：

硫酸镁为中枢性抗抽搐药，抑制大脑中的 N- 甲基 -D- 天冬氨酸，即致癫痫物受体。新的研究提示硫酸镁对早产儿减少脑瘫有一定的作用。

②硫酸镁应用的目的

◇ 预防子痫前期发展成子痫；

◇ 控制子痫抽搐及防止再抽搐；

◇ 产程中防止抽搐。

③硫酸镁的用法

◇ 预防子痫：25% 硫酸镁 20ml+5% 葡萄糖液 100 ～ 250ml 静脉滴注，每日 4 次，每组滴 2 ～ 3h，一般 24h 总量不超过 22.5g。

◇ 控制子痫抽搐：静脉用药的负荷剂量为 5g，溶于 10% 葡萄糖液 20ml 静脉推注（15 ～ 20min），或 5% 葡萄糖液 100ml 快速静脉滴注，继而以 1 ～ 2g/h 的速度静脉滴注维持。或者夜间睡眠前停用静脉给药，改用肌内注射。用法为 25% 硫酸镁 20ml+2% 利多卡因 2ml 臀部肌内注射。24h 硫酸镁的总量为 25 ～ 30g。

◇ 对于产后新出现的高血压合并头痛或视物模糊，建议使用硫酸镁治疗。

◇ 为了避免长期应用对胎儿钙水平及骨质的影响，应及时评估病情。

④使用硫酸镁的注意事项

◇ 注意膝跳反射有无减弱或消失，准确记录呼吸和尿量，并监测心率。

◇ 硫酸镁的中毒剂量：硫酸镁浓度为 3.5 ～ 5.0mmol/L 时，膝跳反射消失。硫酸镁浓度 > 5mmol/L 时，出现呼吸抑制。

◇ 硫酸镁浓度 > 6mmol/L 时，可致心搏骤停。中毒时停用硫酸镁并缓慢推注（5 ～ 10min）10% 葡萄糖酸钙 10ml。有肾功能不全、心肌病或重症肌无力者慎用或不用硫酸镁。

◇ 连续静脉应用硫酸镁可能导致胎动减弱或消失，停药 1 ～ 2 天可恢复。

◇ 应用 48h 后，需重新评价是否需要连续用药。

2）降压药的应用

①降压药的应用指征：血压 ≥ 140/90mmHg。如原有慢性高血压且妊娠前已用降压药，需继续使用，但应选用 B 类或 C 类降压药。

②降压药的种类及剂量

◇ 口服药

a．肾上腺素受体阻断剂（α、β）

拉贝洛尔：每次 50 ~ 200mg，每日 3 ~ 4 次。

b．钙离子通道阻滞剂

硝苯地平及其缓释片 5 ~ 10mg，每日 3 ~ 4 次（最大 60mg/d），缓释片每次 20mg，每日 1 ~ 2 次。

尼莫地平：20 ~ 60mg 口服，每日 2 ~ 3 次；尼卡地平：20 ~ 40mg，每日 3 次。

甲基多巴：为中枢性肾上腺素受体阻断剂。用法：250mg 口服，tid，< 2g/d。

c．国内常用的静脉降压药物

* 酚妥拉明：为 α 肾上腺素受体阻断剂。用法：（10 ~ 20）mg+5% 葡萄糖液 100ml，10μg/min 静脉滴注，并根据降压效果调整剂量。

* 硝酸甘油：主要用于合并急性心力衰竭和急性冠脉综合征时高血压急症的降压治疗。起始剂量为 5 ~ 10μg/min 静脉滴注，每 5 ~ 10min 增加滴速至维持剂量 20 ~ 50μg/min。

* 硝普钠：为强效血管扩张剂。用法：50mg+5% 葡萄糖液 500ml，以 0.5 ~ 0.8μg/（kg·min）的剂

量静脉滴注。硝普钠在孕期仅适用于其他降压药物应用无效的高血压危象孕妇。产前应用不超过4h。

3）扩容剂的应用：一般不主张应用扩容剂，若应用不当，弊大于利。其弊端是增加心脏和肾的负担以及增加脑水肿。除严重低蛋白血症和贫血可以考虑补充血浆蛋白及白蛋白外，必要时利尿。

4）利尿剂的应用：适应证为脑水肿、肺水肿和心力衰竭。

5）促胎儿肺成熟：适应证为≤孕34周的子痫前期患者预计1周内可能分娩者。

6）镇静药物的应用

①地西泮：2.5～5.0mg口服，每日2～3次，或者睡前服用。必要时地西泮10mg肌内注射或静脉注射（每日＞2min）。

②苯巴比妥：镇静时口服剂量为30mg，每日3次。控制子痫时肌内注射0.1g。

③冬眠合剂：冬眠合剂由氯丙嗪（50mg）、哌替啶（100mg）和异丙嗪（50mg）组成，以1/3～1/2量肌内注射，或以半量加入5%葡萄糖液250ml静脉滴注。仅用于硫酸镁控制抽搐不佳者。

7）纠正低蛋白血症：酌情补充白蛋白或血浆。

（5）适时终止妊娠：子痫前期发病越早，则围生儿的死亡率越高。随着医疗条件的改善，对远离足月（＜32周）发病的重度子痫前期患者，在期待治疗时，应权衡母胎情况。如决定保守治疗，无条件者应转入三级医院，或有 NICU 的医院（提倡产前患者的转诊）。

如妊娠 < 32 周，无立即终止妊娠指征。如病情控制好，停用硫酸镁后，可行期待疗法至 34 周，同时应用糖皮质激素促胎儿肺成熟。期间若病情发展，可随时终止妊娠，分娩方式依据病情和子宫颈条件确定。

妊娠期高血压和轻度子痫前期患者可期待至 37 周后。

1) 重度子痫前期患者

< 26 周：对经治疗病情不稳定者，建议终止妊娠。

26 ~ 28 周：根据母胎情况及诊治能力决定是否可行期待治疗。

28 ~ 34 周：若病情不稳定，积极治疗病情仍加重，建议终止妊娠。

> 34 周：可终止妊娠。

2) 子痫：控制病情后可终止妊娠。

期待疗法的条件（指孕周 < 32 周，参考）：

母：a. 血压控制。b. 尿蛋白任何量。c. 少尿经治疗后得到纠正。d. 肝酶只是轻微升高，但无上腹疼痛或右上腹压痛。

胎儿：a. BPS ≥ 6 分。b. AFI ≥ 5cm。c. B 超评估胎儿体重 > 第 5 百分位数。

● **子痫的抢救步骤**

典型的子痫表现为牙关紧咬，全身四肢肌肉僵直并强烈地抽动，面色青紫等，伴血压升高。

抢救步骤为：

◇ 一般急诊处理：预防坠地外伤和唇舌咬伤，保持气道通畅，维持呼吸和循环稳定，密切观察生命体征和尿量，避免声、光刺激。

◇ 控制抽搐：硫酸镁是首选。子痫患者产后需继续应用硫酸镁 24 ~ 48h。

◇ 控制血压、监控并发症：如脑血管意外、胎盘早剥和肺水肿等。

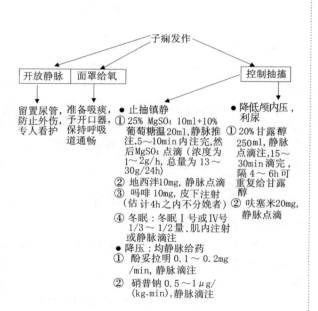

同时注意以下情况：

● 注意患者的自觉症状，每半小时测一次血压、脉搏和呼吸，每2h记录一次出入量，并检查膝跳反射。

● 注意子宫弛缓情况，警惕胎盘早剥的发生。

● 注意胎心和产程进展，做胎心监护。控制抽搐，$MgSO_4$用足量后，应尽快终止妊娠。

● 做以下实验室检查：血红蛋白＋白细胞计数＋血小板计数＋血细胞比容＋红细胞形态，尿常规＋尿比重＋24h尿蛋白，血清尿素氮＋尿酸＋谷丙转氨酶，以及血白蛋白与球蛋白比例、纤维蛋白原、凝血酶原时间和3P试验（特殊管）。

● 辅助检查：眼底和心电图。

● 使用硫酸镁的注意事项见重度子痫前期的治疗。

硫酸镁可能过量的表现为：①膝跳反射消失。②呼吸＜16次/分。③尿量＜25ml/h。

如出现上述情况，用10%葡萄糖酸钙10ml于5～10min内静脉推注。

● 终止妊娠。

附：冬眠Ⅰ号全量：氯丙嗪50mg、哌替啶100mg、异丙嗪50mg。

冬眠Ⅳ号全量：乙酰丙嗪20mg、异丙嗪50mg、哌替啶100mg。

HELLP综合征

HELLP综合征为重度子痫前期和子痫的严重并发症，其母儿死亡率均显著增加，2/3发生在分娩前，约70%发生在孕37周前，1/3发生在产后。

- 诊断

(1) 血小板（PLT）减少：重度：$< 50 \times 10^9/L$；中度：$(50 \sim 100) \times 10^9/L$；轻度：$(100 \sim 150) \times 10^9/L$。

(2) 溶血：周围血液红细胞变形，间接胆红素轻度上升 $\geq 1.2mg/dl$，血红蛋白轻度下降，乳酸脱氢酶（LDH）水平升高。

(3) 肝酶升高：$ALT \geq 40U/L$，$AST \geq 70U/L$。

(4) 严重者合并肾衰竭、胎盘早剥、ARDS、DIC 和心力衰竭。

LDH 升高是诊断 HELLP 综合征微血管内溶血的敏感指标。

- 处理原则

(1) 尽快确诊。

(2) 评估母儿状态。

(3) 促胎儿肺成熟：地塞米松 5mg 肌内注射，q12h × 4 次。

(4) 如有指征，则输注血小板和使用糖皮质激素。

血小板计数：

1) $> 50 \times 10^9/L$，且不存在过度失血或血小板功能异常时，不建议预防性输注血小板或剖宫产术前输注血小板。

2) $< 50 \times 10^9/L$，可考虑使用糖皮质激素治疗。地塞米松 10mg iv，q12h。如仍有上腹痛和严重高血压，则继续使用。

3) $< 50 \times 10^9/L$，且血小板计数迅速下降或

者存在凝血功能障碍时应考虑备血，包括血小板。

4）< $20×10^9/L$ 时，阴道分娩前强烈建议输注血小板，剖宫产前建议输注血小板。

（5）预防多器官功能衰竭。

（6）适时终止妊娠：在积极治疗后终止妊娠。在分娩方式上放宽剖宫产指征。血小板 > $75×10^9/L$，如无凝血功能障碍和血小板进行性下降，可选择局部麻醉。

（7）产后或术后继续监测 BPC 及 LDH，用抗生素预防感染，及时发现多器官功能衰竭等。

产前出血

妊娠晚期的阴道出血发生率为 2% ～ 5%，其中前置胎盘占 31%，胎盘早剥占 22%，其他原因占 47%，包括子宫颈病变、阴道炎、创伤、肿瘤和前置血管等。

经 B 超检查除外胎盘疾病后，要做阴道检查寻找其他原因。

前置胎盘

- 活产中发生率为 1/250。
- 属于母体出血。
- 常无腹痛，血色新鲜。
- 可伴宫缩。
- 高危因素：剖宫产史、多胎经产或多次流产史、高龄、产褥期感染史、妊娠 28 周超声提示胎盘前置状态。

处理：

（1）期待疗法

◇ 通过 B 超监测胎盘位置以排除胎盘植入。

◇ 禁做阴道指检。

◇ 监测血红蛋白，纠正贫血。

◇ 若宫缩频繁，可用宫缩抑制药（硫酸镁或 β 受体激动剂）等治疗。

◇ 密切监测胎动和胎心变化，如胎儿未成熟（＜34 周），可给予糖皮质激素促胎儿肺成熟。

◇ 备血，出血时使用。

（2）终止妊娠

指征：通常于孕 35 周后，胎儿肺已成熟，可考虑终止妊娠；如子宫收缩频繁，有大量阴道出血，应随时终止妊娠。对无症状的完全性前置胎盘，可于 37 周后终止妊娠；边缘性前置胎盘满 38 周可考虑终止妊娠；对部分性前置胎盘，应根据胎盘遮盖子宫颈内口情况适时终止妊娠。有剖宫产史且前置胎盘合并胎盘植入者建议 34 ～ 36 周终止妊娠。

方法：

◇ 剖宫产

术中注意：胎儿娩出后尽快娩出胎盘；如胎盘植入或胎盘附着处血窦出血，各种方法止血无效，出血量 ＞ 2000ml，无输血条件时应行子宫切除术。

◇ 阴道分娩

指征：阴道出血不多、部分性或边缘性前置胎盘、子宫口开大且短期内可阴道分娩。

步骤：行人工破膜术，酌情静脉滴注催产素以加速分娩。产后认真检查软产道，防止产后出血。

（3）产后用抗生素，防止感染。

胎盘早剥

● 高危因素

（1）高血压和子痫前期等。

（2）外伤。

（3）吸烟、吸毒。

（4）子宫过度膨胀后突然缩小，如羊水过多或多胎妊娠。

（5）辅助生殖技术。

● 典型表现

（1）腹痛伴阴道出血。

（2）子宫张力大，有压痛，子宫弛缓不好。

（3）胎儿窘迫或胎心消失。

注意：有时轻型早剥会被误诊为先兆早产，一定注意与先兆早产鉴别。

● 处理

（1）纠正休克。

（2）行人工破膜，以减轻宫腔压力。

（3）对严重胎盘早剥应尽快结束分娩，在输新鲜血的同时行剖宫产。对胎儿死亡或宫口已开大的经产妇，人工破膜后可经阴道分娩。

（4）监测凝血功能。

（5）积极预防弥散性血管内凝血（DIC）、产后出血、子宫卒中和急性肾衰竭等并发症。

（6）子宫卒中不是子宫切除的指征，如产后出血采取多种措施无效时应行子宫切除术。

妊娠合并心脏病

妊娠合并心脏病以先天性心脏病最常见，其次为风湿性心脏病。心脏病患者能否妊娠主要看先天性心脏病的类型和心脏功能。产科医师需与心脏病专家共同商量决定。

心功能分级

1级：普通体力活动不受限制。

2级：普通活动稍受限制。

3级：一般体力活动受限，轻微活动即感疲劳、心悸和气急；或有心力衰竭史，无论目前有无症状。

4级：不能胜任任何体力活动，休息时仍有心悸和气急等明显的心力衰竭现象。

心脏病合并妊娠孕产妇的死亡率

- 第一组：死亡率 < 1%（低度风险）
  ◇ 房间隔缺损
  ◇ 室间隔缺损
  ◇ 动脉导管未闭
  ◇ 纠正后的法洛四联征
  ◇ 二尖瓣狭窄，心功能 1 ～ 2 级
- 第二组：死亡率 5% ～ 15%（中度风险）
  ◇ 二尖瓣狭窄合并心房颤动
  ◇ 人工瓣膜
  ◇ 二尖瓣狭窄，心功能 3 ～ 4 级

◇ 主动脉狭窄

◇ 主动脉缩窄，无并发症

◇ 未纠正的法洛四联症

◇ 有心肌梗死病史

◇ 马方综合征伴正常主动脉

● 第三组：死亡率 25% ~ 50%（高度风险）

◇ 肺动脉高压

◇ 主动脉缩窄，有并发症

◇ 马方综合征伴主动脉异常

妊娠合并心脏病的处理

● 准备妊娠者提倡孕前咨询，判断是否适合妊娠。

◇ 产科医师和心脏病专家共同评价妊娠对母胎的危险及避孕措施。

◇ 评价当前的心脏状态。

◇ 给予恰当的内外科处理。

◇ 心功能 3 级及以上者或肺动脉高压者，应避孕或绝育，以免妊娠后行人工流产。

● 孕期分娩及产后注意事项（与心内科医师共同管理）

◇ 进行心功能分级，不适于妊娠者终止妊娠。

◇ 休息，避免有可能加重原发病的因素。

◇ 监测孕期特别是孕 32 ~ 34 周及分娩时和分娩后的心功能变化，及时发现并控制心力衰竭。

◇ 纠正贫血。

◇ 及早预防性应用抗生素和控制感染。

◇ 分娩期应缩短产程，必要时助产，减少患者用力及劳累，第三产程时避免应用麦角新碱。

◇ 预防产后出血、肺栓塞、心力衰竭及产褥感染。

● 胎儿监测

◇ 孕早期应用抗凝药者要注意胎儿畸形。

◇ 监测胎儿的生长发育和脐动脉血流。

◇ 采用超声详细检查胎儿的心脏结构。

◇ 产程中监护胎心。

妊娠合并心脏病的分娩方式

1．心功能 1～2 级者，可在严密监护下行阴道分娩。

2．心功能 3 级以上者，应在 ICU 监护下行剖宫产术。

3．术后有发生出血、栓塞、心力衰竭及感染等的可能，故仍要严密监护。

4．产后严格避孕，以免再次发生流产等危害。

围生期心肌病

围生期心肌病又称围生期特发性、扩张性心脏病，常见于孕晚期及产后。

● 临床表现和诊断

◇ 左心衰竭。

◇ 多在产后 1 个月。

◇ 心电图（ECG）：左室高电压、ST 段改变和心律失常。

◇ 胸部 X 线片：左心室扩大、心影增大、肺水肿和胸腔积液。

◇ 超声心动图：心室扩大，左心室舒张末期容积增大和射血分数降低，肺动脉高压。

● 预后

◇ 死亡率为 25% ～ 50%，死于左心衰竭及并发症，包括心律失常、血栓和栓塞。

◇ 如 6 个月内心脏不恢复正常大小，则预后不良。

● 治疗：与内科、麻醉科专家共同处理。

◇ 休息、利尿及镇静。

◇ 强心：地高辛 0.125 ～ 0.25mg/d，口服，直到有效。

或毛花苷 C（西地兰）0.2 ～ 0.4mg iv，4 ～ 6h 再重复一次。

注意：因有心肌损害，患者对洋地黄的耐受差，易中毒。

◇ 糖皮质激素治疗：口服泼尼松或注射地塞米松。

◇ 控制心力衰竭后行剖宫产终止妊娠。

◇ 产后不哺乳。

妊娠糖尿病

妊娠糖尿病的诊断新标准

本标准来自于妊娠糖尿病（GDM）诊治指南（2014）。

75g 口服葡萄糖耐量试验（OGTT）：空腹血糖（FBG）< 5.1mmol/L，1h 血糖 < 10.0mmol/L，2h < 8.5mmol/L，任何一项异常（≥正常值）即诊断为 GDM。

对具有高危因素者，应在孕早期进行血糖检查，如符合下述诊断标准则为孕前糖尿病：糖化血红蛋白（HbA1c）≥ 6.5%，FBG ≥ 7.0mmol/L，2h 或任何时间餐后血糖（PPG）≥ 11.1mmol/L。

妊娠糖尿病的具体诊断方法

- 妊娠 < 24 周：FBG ≥ 7.0mmol/L，诊断为糖尿病。
- 妊娠 24 ~ 28 周：行 OGTT 检查。

糖尿病 White 分级

	起病年龄	病程（年）	血管疾病
A	任意	任意	无
B	> 20 岁	< 10	无
C	10 ~ 19 岁	10 ~ 19	无
D	≤ 10 岁	≥ 20	良性视网膜病变
F	任意	任意	肾病
R	任意	任意	增生性视网膜病变
H	任意	任意	心脏病

24h 血糖轮廓试验

包括大轮廓试验和小轮廓试验。大轮廓试验指 0 点、三餐前和三餐后 2h 血糖。小轮廓试验指 0 点和三餐后 2h 血糖。

妊娠糖尿病的治疗原则

- 控制和调整饮食，每天热量为 150.48kJ/kg（36kcal/kg），其中糖类占 50% ~ 60%，蛋白质占 15% ~ 20%，脂肪占 25% ~ 30%，分 5 ~ 6 餐。早、中、晚三餐的能量应分别控制在每日摄入总能量的 10% ～ 15%、30% 和 30%，每次加餐能量可占 5% ～ 10%。

◇ 保证母儿必需的营养。

◇ 监测血糖水平在正常范围。

◇ 避免母体出现饥饿性酮症。

◇ 妊娠期体重增加 10 ～ 12kg。

● 如血糖控制不满意，结合轮廓血糖水平加用胰岛素（基础胰岛素联合餐前超短效或短效胰岛素），使血糖降低 1mmol/L 需用 3 ～ 4U 胰岛素。

妊娠糖尿病血糖控制标准

妊娠糖尿病的血糖控制方法及标准与非孕期糖尿病不完全相同，控制标准如下：

◇ 空腹血糖：3.3 ～ 5.3mmol/L。

◇ 餐前 30min 血糖：3.3 ～ 5.3mmol/L。

◇ 餐后 2h 血糖：4.4 ～ 6.7mmol/L。

◇ 夜间血糖：4.4 ～ 6.7mmol/L。

孕晚期密切监测胎儿情况

● 超声检查胎儿有无畸形。

● 胎儿生长发育情况。

● 妊娠晚期胎儿健康状况，如 NST 和羊水量。

● 脐动脉血流。

适时终止妊娠

● GDM 血糖控制满意，无母儿合并症者，一般应等待自然分娩。40 周后如不临产则建议引产。

● 孕前糖尿病及用胰岛素治疗的 GDM 孕

妇，如血糖控制良好且无母儿并发症，39 周后可终止妊娠。如血糖控制不满意或者合并子痫前期和胎儿缺氧等，应及时终止妊娠。

- 糖尿病伴发微血管病变或既往有不良产史者，需严密监护，终止妊娠的时机需个体化。

- 孕期血糖控制不理想者或者各种原因需要提前终止妊娠者，为防止新生儿发生呼吸窘迫综合征（RDS），应在计划终止妊娠前 48h 行羊膜腔穿刺。测定胎儿肺成熟度，并同时向羊膜腔内注入地塞米松 10mg（参见"羊膜腔穿刺"）。GDM 孕妇如果采用肌内注射地塞米松或倍他米松促胎儿肺成熟，应注意监测孕妇的血糖变化。

产程中控制血糖

产程中应监测孕妇的血糖水平，每 2h 测量一次，同时测尿酮体。如果任意血糖 > 7.8mmol/L（140mg/dl），应给予胰岛素治疗。

新生儿出生后查血糖，< 2.2mmol/L 为低血糖，应及时处理。GDM 者分娩的新生儿应早开奶和喂糖水，注意呼吸窘迫综合征的发生，及时发现畸形。

血糖水平（mol/L）	胰岛素用量（U/h）	液体
7.8 ~ 10.0	1.5	生理盐水
10.1 ~ 12.2	2.0	生理盐水
>12.3	2.5	生理盐水

妊娠糖尿病的产后随访

孕期 FBG 明显异常的 GDM 者，产后 1 周内测 FBG。如果反复检查均异常，应诊断为糖尿病。FBG 正常的 GDM 者，产后 6 ~ 12 周行 OGTT 检查。产后 OGTT 的实验方法和标准应与非孕期相同。

产后 OGTT 正常者，每 3 年至少检查一次血糖。

妊娠合并甲状腺疾病

● 正常妊娠和患有甲状腺疾病时甲状腺功能的变化见下表。

母体状态	TSH	FT$_4$	FTI	TT$_4$	TT$_3$	RT$_3$U
妊娠	无改变	无改变	↑	↑	↑	↓
甲亢	↓	↑	↑	↑	↑ 或无变化	↑
甲低	↑	↓	↓	↓	↓ 或无变化	↓

TSH：促甲状腺激素；FT$_4$：游离 T$_4$；FTI：游离甲状腺素指数；TT$_3$，总 T$_3$；TT$_4$：总 T$_4$；RT$_3$U：树脂吸收 T$_3$

● 妊娠合并甲状腺功能亢进症（甲亢）的处理

◇妊娠期甲亢处理不当可导致流产、早产和低出生体重儿，其胎儿甲状腺功能异常的发生率为 1% ~ 5%。

◇ 实验室检查：TSH、FT$_4$ 和 FTI。

◇ 治疗：药物治疗为首选，PTU 和甲巯咪唑（他巴唑）（均为孕期 D 类药）都可用于妊娠期甲亢的治疗。甲巯咪唑可能导致胎儿畸形，PTU可能引起肝损害，甚至导致急性肝衰竭。妊娠早期首选PTU，其他孕期和产后可选用甲巯咪唑。药物治疗无效时再考虑手术治疗。^{131}I治疗为禁忌。普萘洛尔（心得安）可用于辅助治疗。

治疗目标：维持FT_4或FTI在正常高限水平。用药后每2～4周检查一次甲状腺功能，达到目标值后4～6周监测一次。

因PTU具有肝毒性，哺乳期抗甲状腺药物应当首选甲巯咪唑，20～30mg/d的剂量是安全的。PTU作为二线药物。

◇如孕前应用^{131}I治疗，应至少停药4个月后才可以考虑妊娠。如果在妊娠10周内不小心接触了^{131}I，导致胎儿先天性甲状腺功能减退症（甲减）的可能性较小；如果孕周≥10周，则会引起胎儿先天性甲减。

● 甲状腺危象的药物治疗

◇PTU 600～800mg口服，之后150～200mg q4～6h。

◇应用PTU 1～2h后，给予饱和碘化钾液2～5滴 q8h口服，或卢戈碘液8滴 q6h。

◇地塞米松2mg iv或im，q6h×4。

◇普萘洛尔20～80mg口服，q4～6h或1～2mg iv，q5min，总量6mg，之后1～10mg iv q4h。

◇如有严重气管痉挛，则加用利血平1～5mg im q4～6h。

◇ 苯巴比妥 30 ~ 60mg，口服，q6 ~ 8h。

● 妊娠期甲减的处理

妊娠期甲减的诊断标准是：TSH 大于妊娠期参考值上限，且 FT_4 小于妊娠期参考值下限。2011 年版 ATA 指南还提出 T1 期妊娠妇女如 TSH > 10mIU/L，无论有无 FT_4 降低，都可以诊断为临床甲减。但是关于 TSH > 10mIU/L 这一标准，学术界尚未取得一致意见。

妊娠期甲减的治疗标准：TSH 早孕期为 0.1 ~ 2.5mIU/L，中晚孕期分别为 0.2 ~ 3.0mIU/L 和 0.3 ~ 3.0mIU/L。

◇ 甲减治疗不当对胎儿的影响：低出生体重、呆小病、早产和流产的发生率均增加。

◇ 实验室检查：TSH、FT_4 和 TPO Ab。

◇ 治疗同非孕期，只是要依据 TSH 水平调整左甲状腺素的剂量，通常用量需要增加。

◇监测：20 周之前每 2 ~ 4 周检测一次甲状腺功能，20 周以后每 4 ~ 6 周检测一次甲状腺功能。

妊娠肝内胆汁淤积症的诊疗指南

● 高危因素

（1）孕妇因素

◇ 孕妇年龄 > 35 岁。

◇ 慢性肝、胆疾病。

◇ 家族中有妊娠肝内胆汁淤积症（ICP）者。

◇ 前次妊娠有 ICP 史。

（2）本次妊娠因素

◇ 双胎妊娠。

◇ 人工授精。

● 临床表现

◇ 皮肤瘙痒：为主要首发症状。70% 以上的病例发生于妊娠晚期，平均发病孕周为 30 周，大多在分娩后 24 ～ 48h 缓解。

◇ 黄疸：出现于瘙痒发生后 2 ～ 4 周内，发生率为 20% ～ 50%。

◇ 皮肤抓痕。

◇ 其他：恶心、呕吐、食欲不振、腹痛和腹泻等。

● 诊断要点：空腹甘胆酸 ≥ 10.75μmol/L 或总胆汁酸 ≥ 10μmol/L。

◇ 轻度：以瘙痒为主。

①总胆汁酸 10 ～ 39μmol/L；

②甘胆酸 10.75 ～ 43μmol/L；

③总胆红素 < 21μmol/L；

④直接胆红素 < 6μmol/L；

⑤丙氨酸氨基转移酶 < 200U/L；

⑥天冬氨酸氨基转移酶 < 200U/L。

◇ 重度：瘙痒严重，伴其他症状。

①总胆汁酸 ≥ 40μmol/L；

②甘胆酸 ≥ 43μmol/L；

③总胆红素 ≥ 21μmol/L；

④直接胆红素 ≥ 6μmol/L；

⑤丙氨酸氨基转移酶 ≥ 200U/L；

⑥天冬氨酸氨基转移酶≥200U/L。

● 监测

◇胎儿：监测胎动、胎儿电子监护、脐动脉血流分析和产科彩超。

◇母：监测血清甘胆酸、总胆汁酸和丙氨酸氨基转移酶。

● 住院治疗标准

◇总胆汁酸≥20μmol/L 或甘胆酸≥21.5μmol/L，丙氨酸氨基转移酶＞100U/L 和（或）出现黄疸。

◇出现规律宫缩。

◇瘙痒严重。

◇门诊治疗无效者：口服降胆酸药物，7～10天为一个疗程。

◇需立即终止妊娠者。

◇妊娠 28～32 周后。

● 一般处理：低脂饮食，适当休息，吸氧，用润肤霜或炉甘石润肤。

● 药物治疗：熊去氧胆酸（一线药物），剂量：15mg/（kg·d），分 3 次口服。

S- 腺苷蛋氨酸（二线药物），剂量：静脉滴注每日 1g，12～14d。对总胆汁酸和甘胆酸水平较高的患者，推荐每日 2g 静脉滴注。口服 500mg，每日 2 次。

地塞米松：促胎儿肺成熟治疗。用于孕 34周前，估计在 7d 内可能发生早产的患者。

辅助治疗：保护肝，缓解瘙痒，血浆置换，给予维生素 K。

● 终止妊娠：足月后尽早终止妊娠可避免继续待产可能出现的死胎风险，产前总胆汁酸水平 > 40μmol/L 是预测围生期结局不良的较好指标。

● 产科处理

（1）继续妊娠并严密观察

◇血清甘胆酸 < 43μmol/L 或总胆汁酸 < 30μmol/L，肝酶水平正常或轻度升高，无黄疸，孕周 < 40 周，可等待自然临产经阴道分娩。

◇孕周 < 34 周，尽可能延长孕周。

（2）尽早终止妊娠

◇孕 > 37 周：血清甘胆酸 ≥ 43μmol/L 或总胆汁酸 > 30μmol/L，伴有黄疸，总胆红素 > 20μmol/L。

◇孕 34 ～ 37 周：血清甘胆酸 ≥ 64.5μmol/L 或总胆汁酸 > 40μmol/L；伴有黄疸，总胆红素 > 20μmol/L；或既往因 ICP 致围生儿死亡者，此次妊娠达 34 周，又诊断为重度 ICP。

◇孕 32 ～ 34 周：重度 ICP，宫缩 > 4 次 / 小时或强度 > 30mmHg，保胎药物治疗无效者。

◇重度 ICP：孕周 > 28 周，高度怀疑胎儿宫内窘迫。

（3）权衡后综合考虑

◇孕 34 ～ 37 周：血清甘胆酸 43 ～ 64.5μmol/L 或总胆汁酸 30 ～ 40μmol/L。

◇孕 < 34 周：血清甘胆酸 ≥ 64.5μmol/L 或总胆汁酸 > 40μmol/L。

◇ICP 合并其他产科合并症：如双胎妊娠和

子痫前期等。

(4) 阴道分娩：ICP 轻度，无产科其他剖宫产指征，孕周 < 40 周。

产程初期常规行 OCT，密切监测宫缩和胎心率，避免产程过长，做好新生儿窒息的复苏准备。

(5) 剖宫产的指征

◇重度妊娠 ICP。

◇既往死胎、死产或新生儿窒息。

◇胎盘功能严重下降或胎儿窘迫。

◇合并双胎或多胎、重度子痫前期。

◇存在其他阴道分娩禁忌。

[中华医学会妇产科学分会产科学组 . 妊娠期肝内胆汁淤积症诊疗指南 . 中华妇产科杂志，2011，46（5）：320-323.]

过期妊娠和延期妊娠

● 定义：孕 ≥ 42 周为过期妊娠，孕 ≥ 41 周为延期妊娠。

● 发生率：真正的过期妊娠发生率低于 5%，按 B 超核对孕周后发生率只有 2.7%，如按末次月经则为 10.3%。

● 诊断要点：核对孕周，确系过期。

◇ 早期超声测量胎儿 CRL，在孕 10 ~ 14 周，CRL 误差 < 7 天，孕 12 ~ 20 周内的头围、双顶径和股骨长的误差也在 7 天之内。头围优于双顶径。

同时可以参考（误差均较大）：

◇ 月经周期是否规律。人工助孕者按受精

时间计算。

其他计算方式，如胎动时间、早孕反应出现的时间和盆腔检查等误差较大。

● 处理原则：延期妊娠即在 41 周引产。

妊娠剧吐的治疗

妊娠剧吐指妊娠早期孕妇出现严重、持续的恶心、呕吐并引起脱水、酮症甚至酸中毒。有恶心、呕吐的孕妇中只有 0.3% ～ 1.0% 发展为妊娠剧吐。

● 诊断

◇临床表现：排除可能引起呕吐的其他疾病；发生于孕 9 周以前，持续性呕吐，不能进食，嗜睡、意识模糊、谵妄甚至昏迷、死亡。

◇体征：孕妇体重下降，有脱水表现。

◇辅助检查：尿酮体（+），血液浓缩，代谢性低氯性碱中毒，肝酶升高（通常不超过正常上限值的 4 倍或 300IU/L），血清胆红素升高（不超过 4mg/dl），二氧化碳结合力下降（< 22mmol/L），有视神经炎及视网膜出血。

● 特殊并发症

◇甲状腺功能亢进：发生率为 60% ～ 70%，常为暂时性。通常在孕 20 周后甲状腺功能恢复正常。

◇韦尼克脑病（Wernicke 脑病）：发生率为 10%。在妊娠剧吐持续 3 周后发病，由严重呕吐引起维生素 B 严重缺乏所致。主要特征为眼肌麻痹、躯干共济失调和遗忘性精神症状。临床表现为眼球震颤、视力障碍，步态和站立姿势受影响，个别患者可发生木僵或昏迷。经治疗后死亡率为 10%，未治疗者的死亡率高达 50%。

● 治疗：静脉补液，补充多种维生素，纠正脱水和电解质紊乱，合理使用止吐药物，防治并发症。

（1）一般处理：避免接触诱发呕吐的气味或食物。少食多餐，给予清淡、高蛋白饮食。给予心理疏导。

（2）纠正脱水和电解质紊乱

◇补液：连续输液至少 3d（视呕吐缓解程度和进食情况而定），维持每天尿量 ≥ 1000ml。

参考方案：

10% 葡萄糖液 1000ml

5% 葡萄糖液 in NS 1000ml

复方氨基酸 250ml

林格液 1000ml

维生素 C 2.0g

维生素 B_6 200mg

维生素 B_1 100mg

◇补钾 3 ～ 4g/d，出现严重低钾血症时可补钾至 6 ～ 8g/d，每 500ml 尿量补钾 1g 较安全。根据血二氧化碳水平，适当补充碳酸氢钠或乳酸钠溶液纠正代谢性酸中毒，常用量为每次 125 ～ 250ml。

◇不能进食者按每日生理需要量补充能量，必要时给予胃肠外营养。

（3）止吐药物

◇维生素 B_6 或维生素 B_6-多西拉敏复合制剂：为一线用药，但我国尚无。

◇甲氧氯普胺（其他名称：胃复安）：整个孕期均可使用，无不良影响证据。

◇昂丹司琼（其他名称：恩丹西酮）：对孕妇有潜在心律失常的风险，单次使用剂量不应超过 16mg。

◇异丙嗪：副作用大于甲氧氯普胺。妊娠晚期持续应用可致新生儿发生戒断效应和锥体外系反应。

◇糖皮质激素：有导致胎儿发生唇裂的风险。避免在孕 10 周前作为一线用药，为顽固性妊娠剧吐患者的最后止吐方案。

（4）终止妊娠的指征

◇体温持续 > 38℃。

◇卧床休息时心率 > 120 次／分。

◇持续黄疸或蛋白尿。

◇出现多发性神经炎及神经性体征。

◇有颅内或眼底出血经治疗不好转者。

◇出现韦尼克脑病。

● 预后和预防

◇预后：就大多数妊娠剧吐患者而言，总体母儿预后良好。妊娠中期仍然持续剧吐可能与胎盘功能异常有关，发生子痫前期和胎盘早剥的风险升高。

◇预防：孕前 3 个月服用复合维生素方案，

可能降低妊娠剧吐的发生率及其严重程度。

[中华医学会妇产科学分会产科组. 妊娠剧吐的诊断和临床处理专家共识. 中华妇产科杂志，2015，50（11）：288-295.]

胎儿生长受限的治疗原则

胎儿体重低于相应体重的第 10 百分位数称为胎儿生长受限（FGR）。一些中心采用体重低于第 5 或第 3 百分位数，或胎儿腹围小于相应孕周均数的 2 个标准差。

● 诊断标准：参考胎儿 B 超测量值表。

● 处理原则

（1）严格核对孕周，同时要除外遗传因素所致的非病理性小样儿。

（2）除外胎儿畸形。早发型 FGR 染色体异常率高达 20%，其他胎儿畸形率达 10%。对于早发型，要除外染色体异常、胎儿先天感染和胎儿畸形。

（3）治疗可引起 FGR 的各种妊娠合并症和并发症，如妊娠高血压疾病、慢性肾疾病、甲状腺功能减退症和风湿免疫相关疾病等。

（4）侧卧位休息。

（5）营养治疗

◇营养配餐：供应足够的能量。

◇静脉营养治疗，共 7 ~ 10 天。尚无循证医学证据。

参考方案：

10% 葡萄糖液　　1000ml

5% 葡萄糖液　in NS 1000ml

复方氨基酸　250ml

维生素 C　2.0g

（6）自孕 26 ～ 28 周开始动态监测胎儿体重增长情况和脐动脉血流，必要时监测胎儿静脉导管及大脑中动脉血流情况。

（7）如果羊水量减少，BPS 和 NST 异常，应尽早终止妊娠。终止妊娠前根据孕周决定是否应用糖皮质激素促胎儿肺成熟。FGR 的胎儿监测无明显异常，仅出现脐动脉舒张末期血流反向，可期待至孕 ≥ 32 周终止妊娠；仅出现脐动脉舒张末期血流消失，可期待至孕 ≥ 34 周终止妊娠；仅出现脐动脉最大峰值血流速度 / 舒张末期血流速度升高或 MCA 多普勒异常，可期待至孕 ≥ 37 周终止妊娠。但要加强监测，综合判断。

（8）分娩方式：FGR 不是剖宫产的指征，产程中要注意监测，有条件者行持续监护。如出现以下情况，则宜行剖宫产分娩：

◇反复出现的晚期减速。

◇脐动脉舒张期血流消失或出现反流。

◇胎儿头皮血或脐静脉穿刺证实胎儿有酸中毒。

[乔娟，漆洪波 . 胎儿生长受限：更新的认识 . 中华围产医学杂志，2015，6（18）：6.]

先兆早产和早产的诊断及处理

早产是造成围生儿死亡最主要的原因，早产

儿死亡与胎龄关系密切。胎龄越小，肺越不成熟，存活率越低。自应用糖皮质激素促胎儿肺成熟后，早产儿存活率有很大的提高。

- 诊断

◇先兆早产：妊娠晚期（< 37 周，259 日）出现规律宫缩，间隔 5 ~ 10min（每 20min 4 次或每 60min 8 次），持续 30s 以上，伴子宫颈改变，或经阴道超声 CL ≤ 20mm，子宫颈扩张 < 2cm。

◇早产临产：妊娠晚期出现规律宫缩，同时子宫颈管进行性缩短（子宫颈管缩短 ≥ 80%），伴有子宫口扩张。

◇早产：早产不可避免，孕周不足 37 周，初产妇子宫口开大 2cm 以上，经产妇子宫口开大 4cm 以上。

妊娠满 28 周但不满 37 周，新生儿出生体重 ≥ 1000g。

先兆早产单靠临床诊断可能不准确，常过度诊断，导致不必要的干预，故需做进一步的检查以确诊。

- 超声测量子宫颈长度早期诊断和预测早产

◇妊娠期子宫颈长度的正常值

经腹测量 3.2 ~ 5.3cm；

经阴道测量 3.2 ~ 4.8cm；

经会阴测量 2.9 ~ 3.5cm。

◇无症状孕妇早产预测

妊娠 22 ~ 24 周经阴道超声子宫颈长度预测

早产：子宫颈长度越短，则早产风险越高。

CL < 25mm，RR 值 11.0 [5.10，23.9]

CL < 15mm，RR 值 13.8 [5.1，37.1]

（曲守辉，时春艳.孕中、晚期孕妇子宫颈长度测量对早产的预测.中华妇产科杂志，2011，46：748-751.）

● 无症状孕妇的早产预防

◇ 黄体酮：作用是维持子宫静止状态，维持子宫颈黏液栓。

◇ 应用指征：妊娠 22 ~ 24 周经阴道超声子宫颈长度 < 20mm，可以阴道应用黄体酮延长孕周。

◇ 环扎术指征：如果有早产史或晚期流产史，子宫颈长度 < 25mm；明确的子宫颈功能不全；子宫颈外口扩张，排除感染因素。

● 有早产症状的孕妇早产预测：通过子宫颈长度和胎儿纤维连接蛋白（fFN）进行预测。子宫颈越短，则早产风险越高。子宫颈长度以 30mm 为界值，> 30mm 则早产可能性小。

两者的阳性预测值较低，主要是阴性预测值高。

子宫颈长度 < 25mm，则早产风险显著增加。

◇ 通过 fFN 预测早产：fFN 为糖蛋白，由羊膜、蜕膜和绒毛膜合成和分泌。

① 阳性判断标准：阴道后穹窿分泌物 FFN ≥ 50ng/ml 为（+），孕早期和 36 周后可以为（+）。

② 孕 24 ~ 35 周有早产症状，如果 fFN 为

（－）：1周内不分娩预测值为97%，2周之内不分娩的阴性预测值为95%，不必干预。

● 处理（诊断先兆早产者一定要除外胎盘早剥等病因）：

（1）确定是否是真正的早产，并寻找诱发因素

◇核对孕周。

◇监测子宫收缩情况，检查有无阴道出血和胎膜早破，确定胎位。

◇了解子宫颈情况：在阴道检查前有条件者行后穹隆分泌物 fFN 测定、BV 筛查、子宫颈分泌物培养，必要时检查清洁度，行子宫颈沙眼衣原体、支原体和假丝酵母菌检查。

◇检查胎儿有无畸形。

◇除外胎盘因素引起的出血和早产。

◇明确是否有感染。

◇明确是否是多胎妊娠。

（2）临床治疗

◇妊娠 35 周以上者，可待其自然分娩。

◇对不可避免的早产，停用宫缩抑制剂。

◇有宫内感染者，应尽快终止妊娠。

◇针对病因的处理。

◇孕 35 周以下者，提倡转运到有 NICU 的医院。

妊娠 35 周以下，胎儿存活，无胎儿窘迫，应设法抑制宫缩，尽量延长孕期，应用糖皮质激素促胎儿肺成熟。依据患者的情况选择宫缩抑制

药，同时使患者卧床休息，并给予镇静剂。针对GBS进行诊治。

◇应用糖皮质激素促胎儿肺成熟，并促胎儿肝、肠、皮肤、肾上腺、肾和心脏等15种脏器的发育，降低早产儿RDS、颅内出血、脑室周围白质软化和坏死性小肠结肠炎等疾病的发病率和严重程度，从而降低早产儿死亡率。促胎儿肺成熟的用法为地塞米松5mg im q12h，共4次。如果2周内未分娩，但又出现先兆早产症状，且孕周 < 34周，可重新给予一次地塞米松，但不应超过2个疗程。

宫缩抑制药能延长孕龄2 ~ 7日，但不能降低早产率。对于有规律宫缩且子宫颈长度 ≤ 20mm的孕妇，使用宫缩抑制剂，以完成促胎儿肺成熟。

①使用目的：延长分娩48 ~ 72h，使糖皮质激素起作用，并将孕妇转运到有NICU的医院。

②药物的用法

A.硫酸镁：为钙离子拮抗药，作用为松弛平滑肌。首次剂量为半小时内静脉滴注5g，以后静脉滴注2g/h，宫缩明显减弱后可改为1g/h，宫缩消失后继续滴注12h，同时监测呼吸、尿量和膝跳反射。

B.阿托西班：通过与催产素竞争子宫肌肉上的受体并阻止子宫颈成熟的过程。效果与其他宫缩抑制药类似。

用法：单次静脉负荷量：6.75mg静脉点滴注

1min，继之以 18mg/h 维持 3h，接着 6mg/h 持续 45h。

不良反应：母亲可有恶心、呼吸困难、水和电解质平衡紊乱和肺水肿。胎儿可有心动过速或过缓。

不良反应轻微，无明确禁忌，价格昂贵。

C. 硝苯地平（心痛定，孕期用药：C 类）：钙通道拮抗药。

首次负荷量 30mg，90min 后 10～20mg，q4～6h。

10mg 舌下含，20mg 口服。

维持：10～20mg，（q4～12h）×3 天。

效果：孕＜33 周，至少用 3 天，同时用糖皮质激素，效果与硫酸镁和肾上腺素 β 受体激动药类似。

不良反应：血压下降、心悸、胎盘血流减少、胎心率减慢。

禁忌证：心脏病、低血压、肾病，不与硫酸镁同用。

◇吲哚美辛（消炎痛，孕期用药：B/D 类）：为非甾体类抗炎药（NSAIDs）。吲哚美辛为前列腺素酶抑制剂，使前列腺素水平下降，宫缩减少。仅限于孕周＜32 周且羊水正常者，并＜3 天。

使用方法：首次负荷量为 50～100mg，经阴道或直肠给药，也可口服，然后每 4～6h 给予 25mg，可维持 48h。

不良反应：对母体的不良反应较少，主要是消化道症状如恶心和呕吐等，出血时间延长，分娩时出血增加。

对胎儿：如果在孕 32 周后使用，前列腺素（PG）下降使动脉导管狭窄和闭锁 25% ~ 50%，胎儿心力衰竭和水肿，肾血流减少，羊水过少。

对新生儿可能增加脑白质软化及坏死性脑炎。

禁忌证：溃疡病、过敏、血液疾病、肝和肾疾病。

● 硫酸镁的神经保护作用的应用时机及方案

适应证：孕 < 32 周。

4 ~ 6g iv 20 ~ 30min 后

1 ~ 2g iv/h×（12 ~ 24）h

◇ 肾上腺素 β 受体激动药（参看附表）：同时监测电解质、血糖、心率及心电图。

附：宫缩抑制药的应用

	硫酸镁	利托君（羟苄羟麻黄碱）
禁忌证	重症肌无力、肾功能不全、近期有心肌梗死史	绝对禁忌证：孕妇有心脏病、子痫前期/子痫、产前出血、未控制的糖尿病、心动过速、低血钾、肺动脉高压、甲亢、羊膜绒毛膜炎 相对禁忌证：糖尿病、偏头痛、偶发心动过速
不良反应	占 7%，需停药者占 2%	

	硫酸镁	利托君（羟苄羟麻黄碱）
孕妇	潮红、肌无力、低血压、肌腱反射减弱、呼吸抑制、肺水肿、头痛、恶心、呕吐	心动过速、震颤、心悸、焦虑、气短、肺水肿、头痛、恶心、呕吐、低血钾、高血糖、心肌缺血
胎儿	NST 无反应增加，胎心率变异减少，基线下降，呼吸运动减少，长期大剂量应用可能增加婴儿发病率和死亡率	胎儿心动过速
监测	尿量、呼吸、膝跳反射，Mg^{2+} 水平，液体限制在 2400ml/24h，24h 总量不超过 30g	基本检查：心电图、血糖和血钾 重点：血压、脉搏和肺部情况，用药后的血糖和血钾水平，尿量和液体限制在 2400ml/24h

①利托君：将 100mg 溶于 500ml 葡萄糖液中，起初 0.05mg/min（相当于 0.25ml/min，约 5 滴 / 分），其后每隔 10 ~ 15min 再增加 0.05mg，直至达到 0.35mg/min，或宫缩停止，或至心率≥ 120 次 / 分为止，共用 48h。

②沙丁胺醇：2.4 ~ 4.8mg，bid 或 tid，口服。

宫缩抑制剂的给药疗程：超过 48h 的维持用药不能显著降低早产率，明显增加药物不良反应。不推荐 48h 后持续应用。

尽量避免宫缩抑制剂联合使用。停止静脉给药后不必应用口服宫缩抑制剂。

◇积极、合理应用抗生素预防和治疗感染。适用于感染和感染高危人群，如对 B 族溶血性链球菌携带者和细菌性阴道病者等有效，对无明确感染者无显效。

● 分娩处理

◇孕 28 周前选择阴道分娩。

◇孕 28 周后依据产科指征选择分娩方式，应防止胎儿窘迫及颅内出血，不提倡常规会阴侧切，一定要严格掌握产钳指征。

◇儿科医师到场，做好抢救早产儿的准备工作。

◇适当延长 30 ~ 120s 断脐，以减少新生儿输血的需要及新生儿脑室内出血。

[胡娅 . 早产临床诊断与治疗指南（2014）. 中华妇产科杂志，2014（7）：481-485.]

胎膜早破

胎膜在临产前发生自发性破裂，依据孕周分为足月胎膜早破和未足月胎膜早破。足月单胎胎膜早破的发生率为 8%，单胎妊娠未足月胎膜早破的发生率为 2% ~ 4%，双胎妊娠未足月胎膜早破的发生率为 7% ~ 20%。

1. 未足月胎膜早破的处理　早产胎膜约 50% 在破膜 24h 内临产，85% 在破膜后 1 周内临产。

● 诊断

◇孕周 < 37 周。

◇有阴道排液主诉。

◇阴道检查：阴道后穹窿有液池，pH > 7，液体涂片有羊齿结晶。

◇B超检查羊水减少。

● 判断有无绒毛膜羊膜炎（参看宫内感染）

◇临床监测母体体温、心率、子宫有无压痛、阴道分泌物有无异常，以及有无胎儿心动过速。

◇实验室检查：白细胞（WBC）计数和C反应蛋白，羊水培养。

◇胎儿监护和生物物理评分。

● 处理

◇抗生素：作用肯定

① 可延长孕周。

② 降低母体绒毛膜羊膜炎的发生率。

③ 降低新生儿死亡率和发病率（新生儿败血症、RDS和早产儿脑出血等）。

④ 抗生素方案：氨苄西林 + 红霉素联合。

◇糖皮质激素：孕 < 34 周者促胎儿肺成熟，只要临床上无明显的绒毛膜羊膜炎即可用，尚无证据证明多次应用优于单次。

◇宫缩抑制剂：没有证据证明用后可以改进早产合并胎膜早破的围生儿预后。

◇监测：胎儿生长和羊水量、胎心监护和感染指标。

● 终止妊娠的时机

◇孕 28 周前依据胎儿父母意见进行个体化处理。

◇孕 28 ～ 34 周

① 期待疗法，应用糖皮质激素促胎儿肺成熟。

② 给予抗生素。

③ 有宫缩时应用宫缩抑制药，促进胎儿肺成熟后停药。

④ 监测感染指标及胎儿状态，如羊水量、BPS 和 NST 等，及时发现胎盘早剥。如果出现感染和其他异常征象，立即终止妊娠。

◇孕 34 ～ 35 周：依据个体情况选择期待或引产。

◇孕 > 35 周：应用抗生素的同时积极引产，终止妊娠较期待疗法好，可减少发生羊膜绒毛膜炎的机会，除非有证据证实胎儿肺不成熟，否则不用糖皮质激素。

● 产程和分娩

◇监测感染征象。

◇应用抗生素。

◇羊水少时可以考虑羊膜腔内灌注。

◇依据产科指征决定分娩方式。

◇儿科医师到场，做好抢救新生儿的准备。

◇胎儿娩出后，有条件者将胎盘和胎膜送病理检查。

● 产后监测母儿感染情况

2. 足月胎膜早破的处理

● 诊断标准：同早产胎膜早破：

● 处理

（1）足月妊娠伴胎膜早破者，约 70% 在破膜 24h 内临产。规律宫缩者待其自然临产。

（2）无宫缩者依据情况 2 ~ 12h 内引产，因胎儿已成熟，期待疗法可增加感染机会。

（3）阴道检查：Bishop 评分＜6 分，可用 PG 制剂促宫颈成熟；Bishop 评分 ≥ 6 分，可用催产素静脉滴注引产。

（4）监测感染征象：测体温，查白细胞、分类及 C 反应蛋白。

（5）加强胎儿监护。

（6）分娩方式：胎膜早破并非剖宫产指征，除非有其他指征。

（7）产后注意：出血、晚期产后出血、产褥感染及新生儿感染。

（8）可疑宫内感染者将新生儿耳拭子和胎盘胎膜送病理检查。

[中华医学会妇产科学分会产科学组．胎膜早破的诊断与处理指南 (2015)．中华妇产科杂志，2015，50(1)：3-8．]

孕周与新生儿的存活机会

孕周 （周）	平均出生体重 （g）	存活率 （%）	健康存活率 （%）
22	500	0	0
23	575	4	2
24	650	17	9
25	775	30	18
26	900	51	41
27	1025	64	54
28	1150	75	67
29	1250	81	74
30	1400	87	81
31	1550	93	87
32	1750	95	90
33	2000	97	93
34	2200	98	95
35	2400	99	97
36	2600	99	98

宫内感染

● 诊断标准

◇临床征象：有以下两项或两项以上者即可诊断。

① 胎心率 ≥ 160 次 / 分，或 < 120 次 / 分。

② 孕妇脉搏加快，≥ 100 次 / 分。

④ 羊水有异味。

⑤ 子宫压痛。

⑥ 血 WBC 升高或核左移。

⑦ C 反应蛋白上升。

◇ 子宫颈分泌物培养、宫腔培养、新生儿咽拭子培养或新生儿耳拭子培养阳性。

◇胎盘病理检查提示胎盘、胎膜或脐带有炎症。

● 处理原则

◇抗生素静脉滴注。

◇终止妊娠。

● 注意事项

◇羊膜绒毛膜炎并非剖宫产的绝对指征。

◇给予抗生素治疗，可减少产后子宫内膜炎的发生和改善新生儿预后。

◇诊断前应排除其他系统感染（如肺炎或泌尿系统感染等）。

◇产程中易发生宫缩乏力及产后出血。

遗传性疾病

遗传性疾病包括单基因遗传病、多基因遗传病和染色体病。染色体病约有 400 种，常见 60 余种，自然淘汰率为 94%，仅 6% 的染色体异常胎儿可维持宫内生存及分娩。染色体病的类型包括数量异常和结构异常。

单基因遗传病的遗传方式

● 常染色体显性遗传：如多囊肾、神经纤维瘤和软骨发育不全等。

◇男、女患病机会均等。

◇垂直遗传。

孕母年龄与染色体异常的关系见下表。

孕母年龄与染色体异常的关系

孕母年龄（岁）	21 三体	所有异常
20	1/1923	1/526
21	1/1695	1/526
22	1/1538	1/500
23	1/1408	1/500
24	1/1299	1/476
25	1/1205	1/476
26	1/1124	1/476
27	1/1053	1/455
28	1/990	1/435
29	1/935	1/417
30	1/885	1/384
31	1/826	1/384
32	1/725	1/322
33	1/592	1/285
34	1/465	1/243
35	1/365	1/178
36	1/287	1/149
37	1/225	1/123

38	1/177	1/105
39	1/139	1/80
40	1/105	1/63
41	1/85	1/48
42	1/67	1/39
43	1/53	1/31
44	1/41	1/24
45	1/32	1/18
孕母年龄	21 三体	所有异常
46	1/25	1/15
47	1/20	1/11
48	1/16	1/8
49	1/12	1/7

◇遗传形式：男→男，男→女，女→男。

● 常染色体隐性遗传：如苯丙酮尿症和白化病等。

◇纯合子才能发病。

◇男、女患病机会均等。

● X 连锁隐性遗传：如血友病、红绿色盲和进行性肌营养不良症等。

◇男性患者多于女性患者。

◇通过母体携带传给儿子。

◇父亲不传给儿子。

● X 连锁显性遗传

◇男女均可患病，女性多于男性。

◇女性患病轻，男性重。

◇女性患者可以传给儿子或女儿，但男性不传给儿子。

遗传咨询和（或）产前诊断的指征

● 孕妇年龄 ≥ 35 岁。

● 唐氏筛查为高危者。

● 家族神经管异常史。

● 本人染色体异常。

● 本人先天异常和（或）智力低下。

● 本人或丈夫有遗传病。

● 近亲婚配。

● 有两次及以上自然流产史或死胎史。

● B 超提示胎儿异常。

● 暴露于致畸因素。

溶血性疾病

Rh 血型不合溶血病

● 母体 Rh（−），而胎儿带有 Rh（+）抗原的红细胞进入 Rh（−）母体的血液循环，产生抗体，又经胎盘进入胎儿循环，作用于胎儿红细胞而致溶血。

● 少数发生在第一胎。

● 约占新生儿溶血病的 14.6%。

（1）以下情况可发生 Rh 血型不合溶血病

◇妊娠／分娩 Rh（+）胎儿。

◇有流产／先兆流产史。

◇有产前出血，如前置胎盘、羊水穿刺、取绒毛样品、孕母输入血样品和脐血穿刺。

◇其他：做外倒转和腹外伤。

◇输 Rh（+）血制品。

（2）诊断

◇产前诊断时，如母亲 Rh（－）而父亲 Rh（+），则需测母体抗体，于孕 16 周和 28～30 周检测，再隔 2～4 周重复 1 次，滴度达 1：16 以上者为异常，应做羊水检查。Rh（－）孕妇初次妊娠时，抗 D 抗体效价升高至 1：16(24 周)，或者已致敏的 Rh（－）孕妇（＞18 周），应每周或者每 2 周检测一次胎儿大脑中动脉 PSV 值。

◇超声检查胎儿有无水肿、腹水和胎盘异常增厚。如出现腹水，则提示胎儿严重贫血，Hb ＜ 7g/dl。

◇超声多普勒监测：胎儿大脑中动脉收缩期血流速度最大峰值超过相应孕周中位数 1.5MoM，应做进一步检查，如羊水中胆红素测定或脐血穿刺检查。

◇羊水检查：羊水中胆红素水平升高。

◇脐血穿刺：查胎儿 RhD 血型。

（3）预防［母 Rh（－）］和治疗

◇肌内注射 Rh（D）免疫球蛋白（未致敏者给力抗 D 免疫球蛋白）。

① 孕 28 周后和产后 72h 内。

②在流产（流产后 3h 内注射）、宫外孕、羊水穿刺、脐血穿刺、葡萄胎和外倒转等后注射。

对免疫球蛋白过敏者禁忌。

◇请新生儿科医师共同处理。

对严重的溶血性贫血胎儿在孕 34 周前进行治疗，如宫内血浆置换和胎儿血管内输血等。

◇新生儿出生后即转新生儿科治疗。

ABO 血型不合溶血病

机制：当母亲为 O 型血时，其机体产生抗 A 和抗 B 抗体并通过胎盘进入胎儿体内引起溶血。

● ABO 血型不合常见于第一胎，占 40%～50%，是造成新生儿高胆红素血症的常见原因。

● 严重的 ABO 血型不合溶血病较少见。

● 处理：出生后与新生儿科医师共同处理。

妊娠合并性传播疾病

性传播疾病（STDs）的高危因素

● ＜ 25 岁，有性生活。

● 患有 STDs。

● 多性伴侣或换新性伴侣。

● 性伴侣患有 STDs 或尿道炎。

● 不常用避孕套。

● 性工作者。

- 药瘾者。
- 有下生殖道感染症候。

妊娠合并子宫颈沙眼衣原体感染

- 子宫颈沙眼衣原体感染为最常见的 STDs，85% ～ 90% 无症状。
- 沙眼衣原体感染对妊娠结局的影响

◇早产和胎膜早破。

◇新生儿眼炎、肺炎和低出生体重。

- 实验室诊断

◇子宫颈分泌物为黏脓性，G 染色白细胞 > 30/HP。

◇可采用酶免疫测定、荧光标记法和抗体法，但可有假阳性。

◇核酸扩增试验较准确。

- 处理

◇高危孕妇在孕末期、分娩前及治疗后应再做检查。

◇阿奇霉素 1.0g 顿服。

或

◇阿莫西林 500mg tid，共用 7 天。

变更方案：

◇红霉素 500mg qid，共用 7 天；或 250mg qid，共用 14 天，如消化道反应重，则不能耐受。

◇性伴侣同治。

◇不必为此做剖宫产。

◇对新生儿的处理：为防止沙眼衣原体眼结膜炎及肺炎，每日静脉点滴红霉素 40mg/kg，共

14 天。

妊娠合并子宫颈淋病

● 对妊娠的影响：可能增加流产、早产、胎膜早破和围生儿死亡率。

● 诊断：查找病原。

◇子宫颈分泌物涂片革兰染色找淋球菌。

◇培养。

◇聚合酶链反应（PCR）。

◇核酸扩增试验。

◇同时查其他 STDs。

● 处理

◇治疗性伴侣。

◇停药 1 周后及妊娠末期复查子宫颈分泌物，检测是否存在淋球菌。

◇头孢曲松 250mg im qd×（1～2）d。

头孢克肟 400mg 口服。

大观霉素 2g im，1 次。

忌用喹诺酮类药物。

◇需同时治疗沙眼衣原体感染。

◇新生儿娩出后，用 1% 硝酸银滴眼液滴眼；如已有淋病奈瑟菌性结膜炎，静脉滴注头孢曲松 25～50mg/kg。

妊娠合并下生殖道尖锐湿疣

● 病原体：低危型人乳头瘤病毒（HPV）6、11 型。

● 诊断：肉眼所见。

● 处理：以不损伤母体和胎儿为原则。

◇治疗前做子宫颈刮片。

◇下生殖道尖锐湿疣以局部涂抹和激光治疗为主，药物除用50%三氯醋酸每周1次局部涂抹外，其他禁用。治疗妊娠期子宫颈疣时易出血，故要权衡利弊谨慎处理。

◇分娩处理：下生殖道尖锐湿疣非剖宫产指征。除非巨大疣梗阻产道，不因为疣而做剖宫产。

◇新生儿生后不常规清理呼吸道，需立即彻底洗澡。

● 对妊娠期下生殖道HPV（+）者，如无病灶，则是亚临床感染，不需要治疗，产后随诊。

妊娠合并梅毒

● 病原体：苍白密螺旋体（梅毒螺旋体）。

● 危害

◇妊娠期母婴传播致流产、死胎、早产及新生儿先天梅毒。

◇所有孕妇首诊时必需行梅毒血清学筛查，以早发现并早治疗。

◇如发现患梅毒孕妇已孕36周或即将分娩，新生儿出生后即应进行驱梅治疗。

● 诊断：孕期梅毒多数为潜伏梅毒，无症候，故必须行梅毒血清学检测。

● 处理

（1）梅毒感染孕妇

◇苄星青霉素240万U im，每周1次，共3次。

◇青霉素过敏者住院脱敏后，需应用青霉素

治疗。脱敏无效时，可选用头孢菌素类抗生素或红霉素治疗，如头孢曲松 500mg im，1 次 / 日，共 10 天；或红霉素 500mg，4 次 / 日口服，连续 14 天。

◇治疗孕妇时约 50% 有 Jarisch-Herxheimer 反应，孕妇应住院治疗并在治疗前服泼尼松以减轻反应（5mg 口服，每日 4 次，共 4 天）。

◇治疗性伴侣。

◇检查是否合并其他性传播疾病。

◇治疗后随诊：每隔 4 周测梅毒螺旋体快速血浆反应实验滴度，如持续升高或滴度增加 4 倍，应再治疗。

（2）梅毒感染孕妇的新生儿处理：新生儿可能出现四种情况——确诊感染、可能感染、感染机会低及几乎不可能感染。对确诊感染和可能感染的新生儿按先天性梅毒治疗，对感染机会低和几乎不可能感染的新生儿可选择随访，或按体重单次注射苄星青霉素 5 万 U/kg。

要避免过度诊断和过度治疗。

◇新生儿驱梅治疗

①青霉素 G：10 万 ～ 15 万 U/（kg·d）×10d；或 5 万 U/kg iv q12h×7d，后予 5 万 U/kg iv q8h×3d，共 10 天。

②普鲁卡因青霉素 G：5 万 U/（kg·d）im×（10 ～ 14）d。

以上治疗如停药＞1 天，需重新开始。

● 母儿均需每隔 4 周随诊梅毒血清学 1 年至

1年半。

[樊尚荣，张甜甜．妊娠合并梅毒的处理．中华围产医学杂志，2015，18（11）：808-811．]

妊娠合并 HIV 感染

● 妊娠期感染：妊娠期 HIV 感染多无临床表现，故所有孕妇应尽早首诊并做血 HIV 抗体筛查。

围生期母婴 HIV 感染的传播率为 20% ～ 25%，其中 2/3 发生在分娩期，1/3 是宫内感染，大多数发生在妊娠晚期。母乳喂养可增加 12% ～ 14% 的传播率。

● 孕期均需请相关专家行高效抗反转录病毒治疗（HAART，包括拉米夫定、齐多夫定和奈韦拉平等）。

未经 HAART 治疗者的传播率为 15% ～ 25%。有 HAART 治疗加产科干预（选择性剖宫产）则可降至 < 2%。

◇分娩方式：计划剖宫产应安排在孕 38 周以后，未破膜前。手术时同时给予抗逆反转录病毒治疗。

● 产后处理

◇有条件者尽量不要母乳喂养。

◇将母婴均转给有艾滋病治疗经验的医师继续抗病毒治疗。

◇性交时应用避孕套。

◇每半年做一次子宫颈刮片检查。

妊娠合并乙型肝炎

● 妊娠合并病毒性肝炎较非孕时严重。妊娠周数越晚，病情越容易加重，母儿的危险也越大。

● 病毒性肝炎按病原分为甲、乙、丙、丁和戊型肝炎 5 种，其中以乙型肝炎（简称乙肝）最常见。

● 乙肝的病毒载量越高，则传染性越强，母婴传播概率越大。

● 乙肝病毒血清学标记及其临床意义

◇ HBsAg 阳性提示感染，见于乙肝患者或病毒携带者。

◇ HBsAb 阳性提示曾感染过乙肝病毒，已产生免疫，或经乙肝疫苗免疫。

◇ HBeAg 阳性提示血液中有大量乙肝病毒存在，传染性较强。

◇ HBeAb 阳性提示乙肝感染恢复期，传染性较低。

◇ HBcAb 阳性提示乙肝感染后，可终身阳性。

◇ HBcAb-IgM 阳性提示乙肝病毒复制阶段，处于感染期，可持续 6 个月。

孕妇 HBsAg 及 HBeAg 为阳性，则母婴传播概率也高。

● 乙肝对孕妇的影响：妊娠早期恶心和呕吐症状明显加重。妊娠晚期发病者易转变成重症肝炎，易发生重度子痫前期 / 子痫。产后出血率增加，易发生 DIC。

● 乙肝对胎儿及新生儿的影响：流产、早产和死产率升高，新生儿窒息率增加。

● 胎儿和婴儿感染乙肝后预后远较成人差，多数转成慢性肝炎、肝硬化及以后因肝癌死亡。

分娩期传播占 85% ~ 95%，主要通过羊水、血液和体液等传播，宫内传播占 10% ~ 15%。主要发生在分娩过程中和分娩后，垂直传播（分娩前的宫内感染）的感染率 < 3%。

● 处理

◇一般处理：与非孕期相同，应休息、加强营养、保肝治疗，但孕期需注意尽量避免使用无关的药物，以免加重肝负担。

◇重症肝炎：需预防和处理肝性脑病。

① 出现肝性脑病的前驱症状时，应限制蛋白质摄入，增加糖类，保持排便通畅，减少氨基酸及毒素吸收，给予谷氨酸钠或谷氨酸钾 23 ~ 46g/d 静脉滴注。可应用促肝细胞再生和使患者清醒的药物如支链氨基酸或复方氨基酸以及促肝细胞生长素、鲜血、血浆和白蛋白。

② 预防及治疗 DIC：有 DIC 时可在检测凝血功能下小剂量使用肝素或肝素化鲜血（将 25mg 肝素加入 200ml 新鲜血中）。产前 4h 至产后 12h 内不宜使用肝素，否则将导致或加重出血。

③ 预防及治疗肝 - 肾综合征：及时补充血容量，改善肾血液循环，增加尿量，限制含钾食物，纠正酸中毒。

◇产科处理

① 妊娠期：如早期患重症肝炎，积极治疗，病情好转后终止妊娠。中晚期者，一般不主张终止妊娠，应积极行保肝治疗及治疗合并症，病情好转则继续妊娠；如病情恶化，应考虑终止妊娠。孕晚期应用 HBIG 无预防母婴传播的作用。

② 分娩期：主要目的是预防感染、胎儿窘迫和产后出血。分娩方式：非重症肝炎者可阴道分娩。剖宫产时同样有羊水和血液等污染，故不能减少乙肝的母婴传播。对重症肝炎初产妇，积极治疗 24h 后以剖宫产分娩为宜。

③ 产褥期：采用对肝损害小的抗生素预防感染，注意阴道出血量，观察肝功能的变化。如肝功能正常，可母乳喂养。如肝功能异常，不宜哺乳，若回奶，则避免使用雌激素。即使 HBeAg 阳性，母乳喂养并不增加感染风险。

④ 新生儿处理：乙肝病毒及乙肝病毒血清学标记均可经胎盘污染脐血与循环血，故需随诊婴儿 1 年，以确诊其是否感染乙肝。适当的月龄为 7 月龄至 12 月龄。

● 预防接种：所有 HBsAg（+）孕妇所生新生儿必须接受主、被动免疫。

足月新生儿：HBIG 100 ～ 200U。行 3 针方案，即 0、1、6 个月各注射 1 次。

早产新生儿且出生体重＜ 2000g：出生 12h 内注射 HBIG 100 ～ 200U，3 ～ 4 周后重复 1 次；疫苗行 4 针方案，即出生 24h 内、3 ～ 4 周、2 ～ 3

个月、6～7个月各注射1次。

新生儿出生后行主、被动免疫可阻断85%～95%的乙肝母婴分娩期传播，但不能阻断宫内传播。

[中华医学会妇产科分会产科学组．乙型肝炎病毒母婴传播预防临床指南．中华围产医学杂志，2015，5（18）：5.]

围生期感染

包括：

◇妊娠期B族链球菌定植与感染。

◇妊娠期风疹病毒感染。

◇妊娠期单纯疱疹病毒（HSV）感染。

◇妊娠期弓形虫病。

◇妊娠期巨细胞病毒感染。

◇妊娠期常见阴道炎症性疾病。

妊娠期B族链球菌（GBS）定植与感染

● GBS的定植率：国内为3.7%～10%，国外为20%左右。

● 危害

◇致新生儿早发性败血症（肺炎或脑膜炎），是导致新生儿死亡的主要原因之一。

◇致妊娠不良结局：胎膜早破、早产、死胎、泌尿系统感染、绒毛膜羊膜炎和产褥感染。

● 妊娠期筛查GBS

◇孕妇常无高危因素。

◇常规筛查及治疗可以减少新生儿早发感染

率，新生儿败血症发生率由 1.5‰ 降至 0.33‰。

● 筛查的方法和时机

◇ 孕 35 ~ 37 周时于外阴阴道下 1/3、肛门周围和肛门括约肌处取材。

◇ 妊娠期如有 GBS 细菌尿或感染，不必筛查，按阳性处理。

◇ 方法：培养或 PCR。

● 处理

◇ 培养阳性者，临产后或发生胎膜早破后用青霉素治疗至分娩结束。

青霉素：500 万 U iv 即刻，以后 250 万 U q4h，或氨苄西林 2g iv，以后 1g q4h，至分娩。至今未有 GBS 对青霉素耐药的报告。

◇ 青霉素过敏者可用：头孢唑啉 2g iv q8h，或红霉素 500mg q6h iv，或克林霉素 900mg q8h iv。但后两种药物均有耐药报告，可换万古霉素 1g iv q12h 至分娩结束。

◇ 新生儿按高危儿处理。

妊娠期风疹病毒（RuV）感染

● 大多数妇女年幼时患过风疹或接种过风疹疫苗，可终生免疫，故妊娠期风疹病毒感染已明显减少，先天性风疹综合征（CRS）儿更少见。

● CRS 的特点：

◇ 多见于母孕 8 周内感染风疹病毒，其发生率估计为 85%，9 ~ 12 周降至 50%，> 20 周后罕见。

◇ CRS 儿有三大临床表现

① 动脉导管未闭。

② 先天性白内障。

③ 先天性耳聋。

● 诊断

◇参考流行病学，未感染过或未接种风疹病毒疫苗的孕妇为高危人群（如流动人口）。

◇血清 RuV 抗体 IgM 和 IgG 在风疹病毒感染后 1～5 周出现。IgM 出现早，持续数周即消失。IgG 阳性可持续终生。

● 处理

◇如孕妇在早孕期罹患风疹，原则上应行人工流产。

◇对 CRS 几乎无有效的治疗方法。

● 预防是关键。

◇婚前：孕前检测风疹病毒 IgG，如为阳性，不必处理；如为阴性，应行免疫。

◇孕期：原则上不接种，如孕期接种，则非终止妊娠的指征。

妊娠合并生殖道疱疹病毒感染

孕妇无症状生殖道疱疹病毒感染占 13%～16%，其中无症状排毒者占 0.1%～4%。

● 主要危害：致新生儿 HSV 感染，发生率为 33/10 万。

● 感染途径

◇宫内传播：极少见，孕 20 周前 < 1%。

新生儿 7 日内出现中枢神经系统症状，死亡率高，即使存活仍留有后遗症。

◇分娩期感染：是主要的传播途径。

经阴道分娩：新生儿 7 日后出现症状。

经剖宫产：多见于产程延长和胎膜早破后手术者。

◇医院工作人员或亲属经口、鼻等接触传播。

● 危险因素

◇HSV-2 ＞ HSV-1。

◇母体原发初期感染＞原发感染，两种感染的比例为 40% ：1% ～ 40% ：4%。

◇母体血清 HSV IgG 阳性可保护新生儿。

● 诊断：生殖道疱疹病毒典型敏感性临床表现少见，需实验室检查确诊。

◇病毒培养。

◇PCR 检查。

◇血清学诊断：可有假阴性或假阳性，不建议孕妇常规检测，可对特定人群进行筛查，如：

● 复发性生殖道疱疹病毒感染或症状不典型而培养阴性者。

● 有临床诊断而无实验室证据者。

● 性伴侣患有生殖道疱疹病毒感染者。

● 处理

◇目的：通过治疗孕妇 HSV 感染，以预防复发性生殖道疱疹病毒感染及生殖道无症状排毒。

◇防止分娩期生殖道出现病灶，以降低剖宫产率与新生儿 HSV 感染率。

抗病毒治疗与抑制孕晚期（36周后）生殖道排毒

指征	阿昔洛韦
原发或初期	400mg tid ×（7～10）d
有症状复发	400mg tid × 5d 或 800mg bid × 5d
每日抑制量	400mg tid，自36周至分娩
严重或播散型	（5～10mg）/kg iv q8h × 27d， 以后口服10d（按原发、初期）

◇分娩期：如无生殖道疱疹病毒感染症状者可阴道分娩。如临产后有生殖道病灶者可做剖宫产以避免新生儿感染。

◇如产程过长，破膜＞4h，虽行剖宫产，新生儿仍有可能感染。

妊娠期弓形虫病（TOXO）

● 流行病学：母孕期感染率为0.2%～1%，90%的孕妇感染无症状。

● 感染源：

◇误服含有被感染的猫科动物——家猫粪便中的卵囊的食物。

◇误服含有受污染、未煮熟的猪、牛和羊肉中的包囊的食物。

◇经胎盘感染胎儿——先天弓形虫感染。

● 半数以上无症状，早孕期胎儿感染率为13%，到晚期可达70%，但感染程度随孕周增加下降，总感染率低于HSV感染。

● 胎儿的主要表现

◇视网膜脉络丛炎。

◇脑内钙化、脑积水和小头畸形。

◇肝、脾大。

◇宫内发育迟缓、低出生体重。

● 诊断

◇血清学弓形虫 IgM 1 周内阳性，可持续 12 个月，但假阳性较多。弓形虫感染后 3 周 IgG 阳性，可持续终生。

◇用 PCR 检测羊水和脐血中的弓形虫 DNA。如为阳性，则表示有宫内感染。

◇B 超：可见胎儿异常，如宫内发育迟缓、羊水过少或过多、脑钙化、脑室扩张和小脑畸形等。

● 治疗

◇孕妇确诊：螺旋霉素 3g/d（欧洲）。

◇胎儿确诊：早孕期磺胺嘧啶 + 乙胺嘧啶或终止妊娠。

孕 26 ～ 34 周磺胺嘧啶 25mg/d+ 乙胺嘧啶 1g qid × 28d。

随后上述各药物剂量减半 × 28d，同时以四氢叶酸 4mg im 或口服每周 3 次。

◇弓形虫感染孕妇分娩的新生儿：为了防止婴儿晚期出现中枢神经系统症状，不管有无临床症状，出生后均应治疗。

妊娠期巨细胞病毒感染

● 流行病学：孕妇多为潜伏感染，90% 无临床表现。主要经胎盘传播（称先天性 CMV 感染）、产道感染及产后哺乳感染新生儿（称围生期感染），是引起新生儿先天缺陷和发育不全的原因之一。

宫内 CMV 感染导致新生儿出现后遗症的风险最大，而产道感染及产后哺乳感染的新生儿多无症状，也不合并严重后遗症。

妊娠早、中、晚期原发 CMV 感染宫内传播率分别为 30%、34% ～ 38%，40% ～ 70%。宫内垂直传播率仅为 15% ～ 22%。

发生在妊娠晚期的 CMV 感染母婴间传播的风险最大。

● 先天性 CMV 感染

（1）发病率：为最常见的新生儿先天性感染，发病率为 0.2% ～ 2.2%。

（2）临床表现：12% ～ 18% 的婴儿会在出生时出现症状或体征，主要包括黄疸、皮肤出血点、血小板减少、肝和脾大、发育迟缓、心肌炎和非免疫性水肿等。

（3）后遗症：在有临床症状的患儿中，约 25% 会出现远期后遗症。近 30% 严重感染的婴儿会死亡，65% ～ 80% 的存活者可并发严重的神经系统后遗症。先天性听力丧失是先天性 CMV 感染最严重的后遗症。

（4）诊断：因母亲多无症状，需靠实验室诊断。

◇妊娠期母亲血清学检测：仅供参考。

① CMV IgG+，说明母亲感染过 CMV。

② CMV IgM：因感染后 4～9 周即可为阳性，并持续 18 周，故诊断意义不大。

◇原发感染的诊断依据

①检测孕妇的血清抗体水平，间隔 3～4 周后重复测定。诊断依据包括血清抗体水平转化现象（初次血清抗体阴性的孕妇出现特异性 IgG 抗体），或者 IgG 抗体滴度升高 4 倍。

②IgG 抗体亲和力测定：如亲和力指数 < 30%，则提示孕妇 CMV 感染为近 2～4 个月内的原发性感染。IgM 抗体阳性伴随低亲和力 IgG 抗体在诊断母体原发性 CMV 感染方面优于单纯血清抗体检测。

◇病毒检测：取子宫颈分泌物，做尿培养或 PCR，如 CMV DNA 阳性则证实排毒，但不能确定胎儿有无感染，需进一步检查。

（5）产前诊断

① 采用羊水病毒培养或 PCR 方法测定病毒 DNA。推荐妊娠 21 周后进行羊水检测，因 21 周前敏感性较低。不推荐通过检测胎儿脐血 IgM 抗体或病毒 DNA 作为常规诊断胎儿感染的方法。这主要是因为脐血检测 CMV 感染的敏感性低于羊水检测，而且经腹脐静脉穿刺存在较高风险。

② B 超检查提示胎儿异常：胎儿腹部和肝钙化、肝脾大、肠管或肾回声增强、腹水、脑室扩张、颅内钙化、小头畸形、胎儿水肿和 IUGR 等。

（6）处理：目前尚没有用于治疗孕妇或胎儿

CMV 感染的方法。

◇ 确诊胎儿 CMV 感染后终止妊娠。

◇ 妊娠晚期 CMV 感染者，无须特殊处理。分娩方式可为阴道分娩。

◇ 乳汁中检测到 CMV 的产妇，应停止哺乳。

过去，HSV、RuV、TOXO 和 CMV 等感染统称 TORCH 征，现已列入围生期感染，并且不再对所有孕妇做常规血清学抗体筛查，更不能根据血清学检测结果来决定胎儿去留 [肖长纪，杨慧霞 .《妊娠期巨细胞病毒感染的临床实践指南》解读 . 中华围产医学杂志，2015，11(18)：11]。

妊娠期常见阴道炎症

妊娠合并滴虫性阴道炎

● 诊断标准：同非孕期。

● 药物：甲硝唑（B 类药）。大量资料证实，实际上在早孕期给予甲硝唑治疗并不增加胎儿致畸的危险性，但仍应尽量在孕前治疗。

● 原则

（1）现已确认，早孕期可用甲硝唑。

（2）口服治疗的效果好于阴道用药。

（3）甲硝唑 2g 顿服，效果好于 200mg tid×7d。

（4）性伴侣应同时治疗。

妊娠合并外阴阴道假丝酵母菌病

● 特点

◇孕期因激素水平较高，导致发病率高于非孕期。

◇孕期治疗的效果较非孕期差，易反复发作。

◇孕期禁用口服抗真菌药治疗。

● 处理

◇咪康唑栓（达克宁栓）：Cm 类药，阴道深部放置 200mg qn×7d，或 400mg qn×3d 或 1200mg 1 次。

◇克霉唑栓（凯妮丁）：B 类药，500mg 阴道深部晚上放置 1 次。

◇制霉菌素栓：B 类药。

10 万 U 制霉菌素栓或米可定泡腾片阴道深部放置 qn×（10～14）d。

◇性伴侣不需要同时治疗。

妊娠合并细菌性阴道病

妊娠合并细菌性阴道病是妊娠期间最常见的阴道疾病。

● 对妊娠的影响

◇可能导致胎膜早破、早产和宫内感染。

◇增加产褥期感染的概率。

◇增加新生儿感染率。

● 处理

◇甲硝唑：B 类药，孕早期可用 2.0g 顿服，或 200mg tid×7d。

◇林可霉素：B 类药，孕早期 300mg bid×7d。或林可霉素霜阴道涂抹 qn×7d。

◇性伴侣不用治疗。

妊娠合并生殖道支原体感染

◇四环素类

多西环素，100mg bid×7d。

米诺环素，100mg bid×7d，首剂加倍。

◇大环内酯类

阿奇霉素，0.25g qd，首剂加倍，共 5 ~ 7d。

◇禁用喹诺酮类

如性伴侣有 PID，则按 PID 治疗。

抗菌药物总疗程为 14d。

妊娠合并妇科肿瘤

妊娠合并子宫颈肿瘤

● 较少见。

● 由于宫颈癌的发病有低龄化趋向，妊娠期需常规做阴道检查及子宫颈细胞学检查。

● 妊娠期子宫颈鳞 - 柱交界部因受高雌激素的影响而外移，移行带区的基底细胞出现不典型增生，可类似原位癌病变，不必处理，产后能恢复正常。

● 妊娠与子宫颈癌的关系

◇子宫颈癌对妊娠的影响

① 早期子宫颈癌一般不影响妊娠，中晚期子宫颈癌患者因大量阴道排液而不利于妊娠。

② 晚期子宫颈癌造成的宫旁浸润可影响胚胎的生长发育，从而导致流产或早产。晚期子宫颈癌的子宫下段不易扩张且病灶容易撕裂，易发生

难产以及产时或产后的大出血。

◇妊娠对子宫颈癌的影响：妊娠并不加速子宫颈癌的生长和扩散。

● 妊娠合并宫颈上皮内瘤变（CIN）

◇妊娠合并 CIN Ⅰ、Ⅱ及Ⅲ级中的重度非典型增生：经子宫颈细胞学与阴道镜多点活检确诊后，定期随访。若无产科指征，原则上经阴道分娩，分娩后 6 周再做进一步检查及确定处理。

◇妊娠期子宫颈活检应延至妊娠中期，以减少流产的危险。

◇妊娠期一般不做宫颈锥切术，因可导致出血、流产和早产等不良后果。

◇妊娠合并 CIN Ⅲ级中的原位癌：处理按妊娠期限以及患者对生育的要求而定。

① 年轻或有生育要求者，可继续妊娠并严密随访，至足月时行剖宫产终止妊娠，产后 6 周随访。

② 无生育要求者

a. 早期妊娠患者可先行流产，半个月后做子宫颈活检。确诊为原位癌者，可行宫颈锥切术或全子宫切除术。

b. 妊娠中晚期患者，应先行剖子宫取胎，产后行全子宫切除术。

◇妊娠合并子宫颈浸润癌：治疗及预后与非妊娠期相同。妊娠早中期诊断的子宫颈癌常采用治疗母亲疾病而牺牲胎儿的治疗方案。妊娠 24 周后诊断者可酌情延缓治疗，待胎儿有存活能力时行剖宫产（多在妊娠 32 ~ 34 周），产后再治疗子宫颈癌。

a. Ⅰa₁ 期：间质浸润深度 < 3mm、无脉管浸润者，可维持妊娠至足月，经阴道分娩；若不想再生育者，于产后 6 周行全子宫切除术。

b. Ⅰa₂ 期：间质浸润深度为 3 ~ 5mm，伴脉管浸润者，妊娠也可维持至足月。分娩方式采用剖宫产，同时行子宫根治术及盆腔淋巴结清扫术。

c. Ⅰb 期合并妊娠一经确诊，应尽快行子宫根治术及盆腔淋巴结清扫术。

d. Ⅱb ~ Ⅳ 期合并早期妊娠者，先行体外照射，待胎儿自然流产后再给予腔内放疗；中晚期妊娠者，应先剖宫取胎，然后给予常规体外及腔内放疗。

妊娠期子宫颈癌诊治进展

● 妊娠合并子宫颈高危型 HPV 感染：只要细胞学及子宫颈活检病理没有证实浸润癌，则继续妊娠，分娩 6 周后定期随诊。

妊娠合并子宫肌瘤

● 特点

◇ 发生率：占子宫肌瘤患者的 0.5% ~ 1%，在妊娠中占 0.3% ~ 0.5%。

◇ 大多数患者可妊娠至足月分娩，但亦有在妊娠早期、晚期及分娩过程中发生并发症者。

● 肌瘤与妊娠的关系

◇不孕：可压迫输卵管间质部，影响受精，引起不孕。

◇流产：发生率为 50% ~ 70%。

◇产科并发症

① 较大的子宫肌瘤可导致胎位异常、胎儿生长受限和胎盘前置。

② 分娩时子宫下段子宫肌瘤可导致产道梗阻造成难产。

③ 子宫肌瘤可引起子宫收缩乏力，导致产程延长。

④ 易发生产后出血。

⑤ 对直径 ≥ 5cm 的肌瘤，可在计划妊娠前行剔除手术。一定要仔细缝合切口，以免妊娠晚期子宫破裂。无论是采取开腹手术还是腹腔镜手术，术后均应避孕半年后再妊娠。

⑥ 如有肌瘤剔除史者，B 超检查时应注意子宫肌壁瘢痕的愈合情况，以免妊娠晚期子宫破裂。

● 妊娠对子宫肌瘤的影响：妊娠期子宫肌瘤也随之增大，易发生红色变性、浆膜下肌瘤蒂扭转、坏死和感染等。

● 诊断：主要根据妇科检查及超声检查。妊娠期子宫肌瘤增长迅速，易变性，质地较软，易与卵巢囊肿相混淆，需仔细加以鉴别。

● 处理：妊娠合并子宫肌瘤多能自然分娩，不必过早处理。

如不阻挡产道，一般可阴道分娩。

◇剖宫产时，应根据子宫肌瘤的部位、大小、产妇及胎儿等具体情况决定是否同时做子宫肌瘤切除术。

◇妊娠期间子宫肌瘤可发生变性，如红色变性，经保守治疗及对症处理一般可缓解。手术指征为：

① 子宫肌瘤红色变性或浆膜下肌瘤蒂扭转等经保守治疗无效。

② 肌瘤嵌顿于子宫直肠陷凹内影响继续妊娠。

③肌瘤压迫邻近器官产生严重症状。

◇经腹或内镜剔除肌瘤者再次妊娠时的注意事项有

① 早孕期通过 B 超了解胚胎着床处，如在瘢痕上，应终止妊娠。

② 剔除的肌瘤直径 >6cm 或穿透宫内膜者，应放宽剖宫产指征。

③产程中（警惕子宫破裂）密切监测宫缩及进展，慎用缩宫剂。

④产后常规用有效缩宫剂以防产后出血。

妊娠合并卵巢肿瘤

● 发生率为1/200 ~ 1/300，妊娠合并卵巢肿瘤中多数为囊性（见下表），恶性仅占2% ~ 5%，而非孕妇卵巢肿瘤中有15% ~ 20%是恶性的。

肿瘤类型	恶性率（%）
囊性畸胎瘤	30
浆液性或黏液性囊腺瘤	28
黄体囊肿	13
其他良性囊肿	7
其他恶性囊肿	2 ～ 5

● 卵巢肿瘤与妊娠的相互影响

◇卵巢肿瘤对妊娠的影响

① 卵巢肿瘤可能会影响受孕。

② 肿瘤本身对胎儿的生长发育无直接不良影响。但如肿瘤体积过大，限制和妨碍了子宫的增长，则有可能导致晚期流产或早产。

③ 分娩时，若瘤体嵌顿于盆腔内，可发生梗阻性难产。

◇妊娠对卵巢肿瘤的影响

① 妊娠不会加速卵巢肿瘤的生长和播散。

② 增大的妊娠子宫可诱发卵巢肿瘤蒂扭转，发生率为11% ～ 15%，较非孕妇女（2%）明显升高。

③ 妊娠子宫偶尔可压迫卵巢肿瘤导致破裂和出血。

● 诊断：除了 B 超和多普勒外，MRI 诊断的准确性更大，且对孕妇及胎儿无影响。

● 处理：取决于孕期早晚、肿物大小和性质以及患者有无症状。

◇妊娠早期直径＜6cm的卵巢单房活动包块多为生理性囊肿，可定期做B超随访。囊肿持续增大者应手术探查。

◇包块直径＞6cm，特别是高度怀疑为恶性者，则不应考虑妊娠月份，立即剖腹探查。

◇妊娠期间出现急性下腹痛而怀疑卵巢囊肿蒂扭转时，应立即手术。

◇若探查肿瘤为良性，多数可行卵巢肿瘤剥除术，保留部分正常的卵巢组织。

◇如证实为卵巢恶性肿瘤，手术治疗原则应与非孕期相同。但在下列情况下，可考虑行保守性手术治疗：

①Ⅰa期颗粒细胞瘤、Ⅰa期无性细胞瘤、Ⅰa期1级未成熟畸胎瘤、Ⅰa期上皮性交界瘤、Ⅰa期1级上皮细胞癌：可行单侧附件切除，术后不化疗，继续妊娠至分娩。

②妊娠晚期合并单侧恶性生殖细胞瘤，即使病变超过卵巢范围，但对侧卵巢未波及者，可做病侧附件切除及肿瘤减灭术，术后常规给予PVB或BEP方案化疗，继续妊娠至胎儿娩出后，再考虑给予较彻底的手术治疗。

③术后需要对继续妊娠者保胎治疗。

④化疗药物可导致胎儿畸形、宫内发育迟缓和诱发后代子女致癌的危险。一般仅在妊娠5～8周胎儿器官形成期影响最大，在妊娠3个月后一般不致发生重大畸形。化疗药物可进入乳汁，应停止母乳喂养。

多胎妊娠

● 多胎的发生率为 $1/89^{n-1}$，n 为妊娠的胎儿数。

● 多胎的并发症

◇妊娠期并发症：流产、早产、妊娠剧吐、羊水过多、子痫前期/子痫、前置胎盘、贫血、胎儿宫内发育迟缓和泌尿系统感染等。

◇分娩期并发症：产程延长、胎位异常、胎膜早破、脐带脱垂、胎盘早剥、难产、产后出血及产褥感染等。

● 处理

◇妊娠期：加强营养，预防子痫前期/子痫和贫血。妊娠 30 周后应多卧床休息，可减少早产及围生儿死亡，并可增加胎儿体重。同时通过 B 超监测胎儿宫内生长发育情况。如果胎儿之一在妊娠早期死亡，死胎可全部吸收，妊娠 3 个月以后死亡的胎儿可被活胎压缩变平而成纸样胎儿，两者均可不处理；如在妊娠晚期胎儿之一死亡，一般不造成母体损害，但如有少量凝血活酶向母体释放，会引起血管内凝血，则应监测母体的凝血功能。为了保证活胎继续生长发育，当监测到母体凝血功能有障碍时，可用小剂量肝素治疗。因肝素的分子量较大，不能通过胎盘，故不影响活胎的凝血功能。

双胎妊娠

● 双胎绒毛膜性的判断（超声检查）

1．妊娠 6～9 周超声检查：

◇两个孕囊：双绒毛膜双胎（简称"双绒双胎"）。

◇一个孕囊：单绒毛膜双胎（简称"单绒双胎"）。

2．妊娠 11～13 周超声"双胎峰"或"λ"征：双绒双胎。"T"征：单绒双胎。

● 双胎产前筛查

◇11～13 周$^{+6}$：测胎儿颈部透明层厚度。

◇18～24 周：双胎结构筛查。

● 双胎的产前诊断

◇对于双绒双胎，应对两个胎儿进行取样。

◇对于单绒双胎，通常只需对其中任一胎儿取样，但如出现一胎结构异常或双胎大小发育严重不一致，则应对两个胎儿分别取样。

● 妊娠期监护

◇双绒双胎：妊娠中期每个月至少行一次超声检查。

◇单绒双胎

单绒双羊膜囊（简称"单绒双羊"）：妊娠 16 周后，至少每 2 周行一次超声检查。

单绒单羊膜囊（简称"单绒单羊"）：定期进行超声检查和胎心电子监护。

● 子宫颈长度预测早产

妊娠 18 ～ 24 周，子宫颈长度 ≤ 25mm。

卧床休息、子宫颈环扎及孕激素制剂不改变妊娠结局。

● 单绒双胎的并发症

（1）双胎输血综合征（TTTS）：发生率为 10% ～ 15%。在单绒双胎，一胎儿出现羊水过多（孕 20 周前羊水最大深度 > 8cm，孕 20 周后羊水最大深度 > 10cm），同时另一胎儿出现羊水过少（羊水最大深度 < 2cm）。

◇TTTS 的 Quintero 分期

Ⅰ期：受血儿羊水过多（孕 20 周前羊水最大深度 > 8cm，孕 20 周后羊水最大深度 > 10cm），同时供血儿羊水最大深度 < 2cm。

Ⅱ期：超声检查观察 60min，供血儿的膀胱仍不显示。

Ⅲ期：任一胎儿出现多普勒血流异常，如脐动脉舒张期血流缺失或倒置、静脉导管血流、大脑中动脉血流异常或脐静脉出现搏动。

Ⅳ期：任一胎儿出现水肿。

Ⅴ期：一胎儿或两胎儿发生宫内死亡。

◇治疗：对 Quintero 分期Ⅱ期及Ⅱ期以上的孕 16 ～ 26 周的 TTTS，应首选胎儿镜激光术治疗。

（2）选择性宫内生长受限（sIUGR）：发生率为 10% ～ 15%。如单绒双胎中，任一胎儿超声检查估测体重小于相应孕周的第 10 百分位。

◇sIUGR 的分型：主要依据彩超对小胎儿脐

动脉舒张期血流频谱进行评估，共分为 3 型：

Ⅰ型：小胎儿脐动脉舒张末期血流频谱正常；

Ⅱ型：小胎儿脐动脉舒张末期血流持续性地缺失或倒置；

Ⅲ型：小胎儿脐动脉舒张末期血流间歇性缺失或倒置。

◇临床处理

Ⅰ型：严密监护，可期待至 35 周；

Ⅱ型：期待治疗及宫内治疗（选择性减胎术），一般不超过 32 周；

Ⅲ型：不超过 34 周。

（3）无心畸胎序列征：发生率为 1%，指双胎之一心脏缺如、残留或无功能。

治疗：血管凝固技术减胎（射频消融术或脐带凝固术）。

● 子宫内干预的指征

◇无心胎的腹围与供血儿相等甚至大于供血儿。

◇伴有羊水过多（羊水最大深度＞ 8cm）。

◇供血儿出现严重的超声血流异常，包括脐动脉舒张期血液缺失或倒置，脐静脉血流搏动或者静脉导管血流反向。

◇供血儿水肿（胸腔或腹腔等腔隙积水）。

◇易出现脐带缠绕的单羊膜囊。

● 双胎贫血多血质序列：发生率为 3% ～ 5%。

◇产前诊断标准：受血儿大脑中动脉最

大收缩期流速峰值（PSV）＜1.0中位数倍数（MoM），供血儿PSV＞1.5 MoM。

◇产后的诊断标准：两胎儿Hb差异＞80g/L，并且符合以下任一条件：供血儿及受血儿的网织红细胞比值＞1.7或胎盘灌注发现仅有直径＜1mm的血管吻合支。

◇处理：期待治疗、终止妊娠、胎儿宫内输血、选择性减胎或胎儿镜激光术。

● 单绒双胎一胎死亡的处理：对于存活胎儿，可以通过超声检测胎儿大脑中动脉的PSV判断胎儿是否存在严重贫血，严重者可进行宫内输血。

发生胎死宫内后3～4周对存活胎儿进行头颅MRI扫描，可能比超声检查更早地发现一些严重的胎儿颅脑损伤。

● 分娩时机及方式

◇分娩方式：对无合并症的单绒双羊双胎及双绒双羊双胎，如第一胎为头位，可阴道试产，对单绒单羊双胎则建议剖宫产。

分娩期：

①第一产程，注意宫缩及产程进展和胎心变化，若出现宫缩乏力，可给予低浓度催产素缓慢静脉点滴。

②当第一个胎儿娩出后，立即夹紧胎盘侧脐带端并断脐。同时助手在腹部将第二个胎儿固定成纵位并听胎心。若无阴道明显出血，胎心率正常，则等待自然分娩。一般在20min左右第二个

胎儿可娩出。若等待 15min 仍无宫缩，可给予人工破膜甚至加用催产素点滴促子宫收缩。若发现脐带脱垂或可疑胎盘早剥或胎心异常，立即用产钳或臀牵引娩出第二胎儿。若胎头高浮，应行内倒转术及臀牵引术。若第二胎儿为横位，首先行外倒转术使之成纵位，不成功时行内倒转术及臀牵引术娩出胎儿。

- 分娩时机
◇双绒双羊：可期待至孕 38 周。
◇单绒双羊：在严密监测下可期待至孕 37 周。
◇单绒单羊：孕 32 ～ 34 周。
- 双胎妊娠的引产指征
◇合并急性羊水过多，引起压迫症状，如呼吸困难等。
◇母体合并严重并发症，如重度子痫前期/子痫，不允许继续妊娠时。
◇胎儿畸形。
◇已到预产期但尚未临产，胎盘功能逐渐减退或羊水逐渐减少。
- 延迟分娩：双胎妊娠中发生一胎流产或早产后（妊娠 24 ～ 30 周早产），将第二胎儿保留在子宫内维持妊娠数天至数周后再分娩。
- 延迟分娩需符合以下几种情况
◇第一胎儿分娩孕周在 18 ～ 30 周的双毛膜双胎妊娠。
◇拟延迟分娩的胎儿胎膜完整。
◇无胎儿窘迫、胎盘早剥和其他不利于继续

妊娠的母体因素。

● 三胎以上者应行剖宫产。

[中华医学会围产医学分会胎儿医学学组.双胎妊娠临床处理指南.中华妇产科杂志，2015，50（8）：328-330.]

下表为第一胎儿和第二胎儿胎产式与阴道分娩成功机会对照。

第一胎儿—第二胎儿	阴道分娩成功机会（%）
头—头	38.8
头—臀	25.5
臀—头	13.1
臀—臀	9.2
头—横	8.0
臀—横	3.9
其他	1.5

产程与分娩

正常分娩

	初孕妇	经产妇
第一产程	11 ~ 12h	6 ~ 8h
潜伏期	平均 8h， 应 ≤ 16h	平均 6h， 应 ≤ 16h
活跃期	平均 4h， 应 ≤ 8h	平均 2.5h， 应 ≤ 8h
第二产程	≤ 2h	≤ 1h
第三产程	≤ 30min	≤ 30min

产程图（见下）：

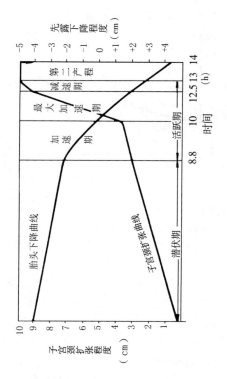

近年来产程图的变化

● 孕妇年龄、体重和孕期体重增长均较前多。

● 新生儿出生体重较前增加。

● 多数产程中采用镇痛（硬膜外镇痛）。

● 引产和催产等干预增加，使正常阴道分娩正常新生儿的产程图有所改变。

2010 年美国对 Zhang 等的 6 万多例资料进行了总结，描绘的足月、单胎、头位和阴道分娩正常新生儿的产妇产程图如下：

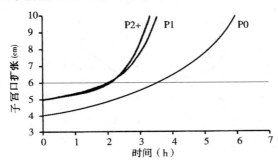

产程图 P0：初产妇
　　　　P1：经产过 1 次孕妇
　　　　P2：经产过 ≥ 2 次孕妇

　　与五十多年前的产程图比较，特点如下：
　　（1）初产妇没有一个明显进入活跃期的点及以后的陡峭线。
　　（2）活跃期（子宫颈急速扩张）的点常在 6cm 或 6cm 以上，与过去 3cm 不同。
　　（3）初产妇与经产妇产程加速（进入活跃期）在子宫口开 6cm 以前均相似，而 6cm 以后则不同。
　　（4）初产妇子宫颈＜ 6cm，4h 无进展仍属正常，而如≥ 6cm 不进展则可能为异常。
　　（5）活跃期末无减速期。
　　（6）第二产程：初产妇用硬膜外镇痛者平均为 3.6h，而未用者为 2.8h。

总结产程图的研究，建议活跃期起点为 6cm（而非 2~3cm）。

临床意义：对活跃期停滞的诊断将有所改变，只要产程仍进展，母儿状态良好，产程可继续进行。这可避免过早干预并降低剖宫产率。

- 新产程

◇第一产程

潜伏期延长（初产妇＞20h，经产妇＞14h）不是剖宫产指征。

破膜后至少给予催产素 12～18h。如未临产，可诊断引产失败。

除外头盆不称和胎儿窘迫，缓慢但仍有进展的第一产程不是剖宫产指征。

活跃期标志：子宫口扩张 6cm。

活跃期停滞是剖宫产的指征：破膜且子宫口扩张 ≥6cm 后，若宫缩正常，宫口停止扩张 ≥4h；若宫缩欠佳，宫口停止扩张 ≥6h。

◇第二产程

第二产程延长：

初产妇：行硬脊膜外阻滞＞4h，无硬脊膜外阻滞＞3h。

经产妇：行硬脊膜外阻滞＞3h，无硬脊膜外阻滞＞2h。

注意：在观察产程过程中，在排除胎方位异常（如前不均倾和持续性枕后位）、相对头盆不称和胎儿窘迫等异常时可以执行上述建议，同时注意防止产妇衰竭。

[中华医学会妇产科分会产科学组. 新产程标准及处理的专家共识（2014）. 中华妇产科杂志，2014，49（7）：518-520.]

常见难产

持续性枕后位和枕横位

● 定义：分娩后期胎头枕骨位于母体骨盆的后方或侧方，导致分娩困难。

● 表现：产妇感到肛门坠胀，有便意，多次宫缩时屏气用力，而胎头不能顺利下降。

● 处理

◇第一产程：休息；左枕横向右侧卧，右枕横向左侧卧；宫缩弱者给予催产素静脉点滴。

◇第二产程：手转胎儿头，必要时阴道助产或剖宫产。

高直位

● 定义：胎头的矢状缝位于骨盆入口平面的前后径上时，胎头枕骨靠近耻骨联合称高直前位，枕骨靠近骶岬为高直后位。

● 发生率：0.06% ~ 1.60%。

● 表现：产程延长，产妇感到耻骨联合部位疼痛。阴道检查提示胎儿矢状缝与骨盆前后径一致。

● 处理：高直前位可能经阴道分娩；高直后位不能经阴道分娩，应剖宫产。分娩后检查产瘤位置处于顶部。

前不均倾位

● 定义：胎儿矢状缝与骨盆入口横径一致，以前顶骨入盆。

● 发生率：0.50% ～ 0.81%。

● 表现：尿潴留、子宫颈前唇水肿、胎膜早破、胎头水肿、矢状缝后移，产瘤位于顶骨上，前顶骨靠近骶岬。

● 处理：剖宫产。

分娩后检查，产瘤位置处于顶部。

面先露

● 诊断：阴道检查可触及胎儿颜面部，发生率约为 0.08%。

● 处理：颏前位可能经阴道分娩，颏后位需剖宫产。

肩难产

● 高危因素

（1）出生体重 ≥ 4000g。

出生体重与肩难产发生率之间的关系见下表。

出生体重（g）	肩难产率（%）
≥ 4000 且 < 4500	3 ～ 12
≥ 4500	8.4 ～ 14.6

（2）胎儿胸径超过双顶径 1.5cm。

（3）胸围大于头围 1.6cm。

（4）肩围大于头围 4.8cm。

● 处理

（1）屈大腿法：双手抱膝，双腿尽可能紧贴腹部。

（2）压前肩法：在耻骨联合上方向胎儿前肩加压。

（3）旋肩法：助产者将整只手插入阴道内，将后肩往前推或往后推，使前肩娩出。

（4）先牵出后臂娩出后肩法。

（5）剪断胎儿锁骨。

臀位

● 发生率：3% ～ 4%。

● 阴道分娩指征

（1）估计胎儿体重＞2500g 且＜3500g。

（2）初产妇臀先露入盆。

（3）单臀。

（4）骨盆正常。

（5）羊水量正常。

（6）除外胎头过度仰伸。

（7）产力良好。

（8）无胎儿生长受限证据。

（9）无胎儿窘迫。

（10）无子宫畸形。

（11）无子痫前期／子痫、慢性高血压和胎盘功能欠佳等合并症。

● 臀助产成功的关键

（1）宫缩力好。

（2）必须子宫口开全。

产
钳

产钳的分类

低位产钳	(1) 胎头骨质部分已达坐骨棘下 2 ~ 3cm (2) 胎位为右枕前（ROA）和左枕前（LOA），胎头矢状缝在骨盆出口前后径上 3. 手转胎儿头不超过 45°
中位产钳	胎头双顶径已通过骨盆入口，但顶骨达坐骨棘或棘下 1cm，目前已不提倡
高位产钳	胎头双顶径未达骨盆入口，目前已不应用

使用产钳的注意事项

● 有使用产钳的指征（胎儿窘迫和产程延长等）。

● 有良好的麻醉。

● 排空膀胱。

● 确知胎位（通过触诊耳郭朝向、大小囟门位置和矢状缝方向）。

● 会阴侧切口要够大。

● 产后检查子宫颈等软产道有无损伤。

足月妊娠的界定

ACOG 于 2013 年 579 号专家共识文件重新定义了"足月妊娠"。

● 早期足月妊娠（early term）
$37^{+0} \sim 38^{+6}$ 周。

- 完全足月妊娠（full-term）

39^{+0} ~ 40^{+6} 周妊娠，不良妊娠结局最低。

- 延期妊娠（late term）

41^{+0} ~ 41^{+6} 周。

- 过期妊娠（post term）

≥ 42 周。

对瘢痕子宫再次剖宫产的指征

- 前次剖宫产的绝对指征存在
- 前次剖宫产切口情况不明

（上段或下段）

- 相对头盆不称或先兆破裂
- 有较严重的内科疾病或产科并发症
- 巨大儿
- 前次术后感染
- B超检查提示胎盘附着于子宫瘢痕部

剖宫产 **!**

- 胎儿方面

◇估计胎儿体重 >4500g。

◇胎儿窘迫。

◇胎位异常，如横位或臀位等。

◇双胎中第一胎儿为臀位或为三胎以上的多胎妊娠。

◇脐带脱垂胎儿有存活可能，不能迅速经阴道分娩。

- 母亲方面

◇产程异常（活跃期停滞、引产失败、头盆不称、胎膜早破时间过长以及经纠正无效的异常宫缩等）。

◇产前出血（胎盘早剥和前置胎盘）。

◇骨盆异常。

◇有严重的妊娠合并症不能阴道分娩者。

◇盆腔或软产道肿物梗阻产道。

注意：不宜实施母亲要求的剖宫产。

- 其他方面

类型

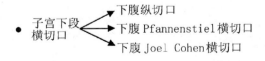

- 子宫下段横切口
  - → 下腹纵切口
  - → 下腹 Pfannenstiel 横切口
  - → 下腹 Joel Cohen 横切口

- 腹膜外子宫下段横切口。
- 子宫体部切口（古典式）。

合并症

- 感染：发生率可达 3.6% ~ 8.1%。
- 出血：发生率可达 5% ~ 6%。
- 脏器损伤。
- 栓塞：其中以肺栓塞最多见，是剖宫产孕产妇死亡的主要原因。
- 远期并发症：术后盆腔炎、月经不调、腰痛和异位妊娠等并发症的发生率明显比阴道分娩高，可能与感染及术后粘连有关。剖宫产后发生再次妊娠、前置胎盘和胎盘植入的机会也明显增多。
- 对新生儿近期和远期的影响

◇呼吸系统疾病。

◇足月 RDS 的发生率升高。

◇麻醉与手术平卧位时间较长等导致缺氧症。

◇脑功能变化，脑血流下降，使中枢神经系统处于低下状态。

◇低血糖与黄疸的发生率升高。

◇影响肠道益生菌的定植，使免疫力降低，易患肠道感染等，并使过敏性疾病发生的风险升高。

◇对远期的神经和精神发育有影响。

子宫收缩对儿童感知觉的发育有重要意义。剖宫产儿易出现感觉统合失调症，注意力不集中、自闭和多动等障碍的发生率增加。

● 注意事项

◇ 选择性剖宫产或再次剖宫产时应尽量在妊娠 39 周及以后进行，以减少 RDS 及其他新生儿合并症的发生率。

◇ 围术期预防性抗生素的选择与应用

◇ 使用氨苄西林和第一代头孢菌素即可，对上述药过敏者可用克林霉素。

◇ 在切皮前 30min（麻醉诱导时）静脉给药，30min 内结束。术后酌情使用抗生素。

● 剖宫产术后再次妊娠经阴道分娩（VBAC）时应注意：

◇ 催产素非绝对禁忌，但应慎用。禁用前列腺素制剂。

◇ 子宫破裂少见，VBAC 者的发生率 < 1%。

◇ 阴道分娩成功率与前次剖宫产的指征有关：无前次指征者成功率为 85%，前次指征为头盆不称者成功率为 67%。

◇ VBAC 的条件：

① 前次剖宫产为子宫下段横剖宫产，B 超检查子宫下段前壁完整无缺损，无薄弱区。

② 前次剖宫产手术顺利，如期恢复，无晚期产后出血。

③ 先露必须入盆。

④ 无前次剖宫产指征，也未出现新的剖宫产

指征。

⑤具有随时手术、输血和抢救的条件。

妊娠晚期引产术和催产术

引产术

定义：引产术指妊娠满28周以后通过人工的方法诱发子宫收缩达到终止妊娠的目的。

● 适应证

◇妊娠期高血压疾病。

◇各种妊娠合并症，如妊娠合并肾病、妊娠合并心脏病和妊娠合并糖尿病等。

◇急性羊水过多出现压迫症状，或羊水过少。

◇胎膜早破。

◇过期妊娠。

◇严重的胎儿畸形，如脑积水和无脑儿等。

◇死胎。

◇母儿血型不合，胎儿处于高危阶段而又无条件宫内换血者。

◇胎儿严重生长受限。

● 禁忌证

◇明显头盆不称。

◇产道阻塞，如子宫颈肌瘤、阴道肿瘤和子宫颈异常。

◇胎位异常，如横位、初产妇臀位，估计经阴道分娩有困难。

◇前置胎盘、胎盘血管前置和胎盘功能严重减退。

◇子宫有瘢痕，如古典式剖宫产或子宫肌瘤剔除术后，尤其是剔除肌瘤较大、数目多及透过内膜者。有子宫下段剖宫产史者为相对禁忌证。

◇子宫颈恶性肿瘤。

◇急性生殖道病毒感染。

◇对引产药物过敏者。

◇孕妇有严重的合并症或并发症，不能耐受阴道分娩者。

◇未经治疗的 HIV 感染者。

◇脐带先露或脐带隐性脱垂。

● 促子宫颈成熟的方法：子宫颈 Bishop 评分 < 6 分，则应促子宫颈成熟。

（1）前列腺素制剂：地诺前列酮（前列腺素 E2，PGE_2，普贝生）为天然前列腺素制剂，以 0.3mg/h 的速度缓慢释放，低温保存。

引产前夕将含有 10mg 地诺前列酮制剂的普贝生放在阴道后穹窿。该药的优点是单次用药，不需要严格无菌。

◇注意事项

①放置后，产妇应卧床半小时，以保证栓剂固定，避免脱落。

② 2h 后检查，如位置正常，产妇可下地活动；如位置不正常，可重新放置。

③常规监测宫缩和胎儿情况。

④放置后 12h、临产或出现破膜、宫缩异常、胎儿窘迫或其他异常情况时应取出栓剂。

⑤不要与催产素同时使用，可在取出栓剂至少 30min 后给予催产素点滴（如需要）。

◇使用地诺前列酮的禁忌证：

①已临产。

②正在使用催产素。

③子宫有瘢痕。

④有引产禁忌证。

⑤可疑有胎儿窘迫。

⑥三次以上足月妊娠分娩史。

⑦多胎妊娠。

⑧对前列腺素过敏。

⑨有青光眼、哮喘、心脏病、急性肝或肾疾病、严重贫血和癫痫。

⑩急性盆腔炎。

（2）米索前列醇：米索前列醇为前列腺素 E_1 衍生物。常用的方法为将 25μg 米索前列醇置于阴道后穹隆，6h 无宫缩者可再放一次，每日总量不超过 50μg。如需加用催产素，应在最后一次放置米索前列腺 4h 以后加用。禁忌证同地诺前列酮。

（3）机械性促子宫颈成熟：促进子宫颈局部内源性前列腺素的合成与释放。

也可以采用低位水囊、Foley 导管和海藻棒等，需在阴道无感染及胎膜完整时才可使用。

● 引产前的准备

◇首先要仔细核对孕周。

◇充分了解所采用的方法对母儿潜在的危害。

◇掌握引产的适应证和禁忌证。

◇引产前应检查阴道和盆腔，了解子宫颈条件、胎儿的大小及胎先露。

◇熟悉促子宫颈成熟和引产药物的使用方法

和注意事项，了解并能处理药物所造成的不良反应。

◇引产前应行胎心监护。

◇具备行急诊剖宫产的条件和医务人员。

● 引产方法：如子宫颈评分 ≥ 6 分，可采用以下方法。

（1）催产素静脉点滴

◇持续给药法：采用静脉点滴方法，由低浓度（0.5%）开始，即向 500ml 5% 葡萄糖液或葡萄糖氯化钠溶中加催产素 2.5U，每分钟 8 滴（2.5mU/min）。密切观察子宫收缩反应，每隔 10 ~ 20min 调整滴数，至有效子宫收缩，即达到每 3min 一次宫缩，持续 30 ~ 60s。维持 40min 后根据宫缩情况再决定是否调整催产素滴数。有两种调节方法：①等差法，即 2.5mU/min（8 滴）~ 5.0mU/min（16 滴）~ 7.5mU/min（24 滴）。②等比法，即 2.5mU/min（8 滴）~ 5.0mU/min（16 滴）~ 10mU/min（32 滴）。每分钟滴数不要超过 40 滴。若仍无宫缩，可增加催产素浓度至 500ml 5% 葡萄糖液或葡萄糖氯钠溶液中加催产素 5U，先将滴速减半，逐渐增加，同样，每分钟滴数也不要超过 40 滴。

◇脉冲式给药法：此法符合体内催产素释放规律，可减少催产素和液体的量，但需要有输液泵才能进行。

（2）人工破膜术加催产素静脉点滴。

（3）使用催产素的注意事项

◇小剂量静脉点滴，不可盲目增加剂量。

◇专人负责。

◇如宫缩过强或过频，应及时停用，必要时使用宫缩抑制剂。

催产术

催产是指临产后因宫缩乏力，以人工方法促进宫缩，加速分娩。

常用的方法：人工破膜和小剂量催产素静脉点滴。

适应证

无明显头盆不称及胎位异常的原发性和继发性宫缩乏力，潜伏期或活跃期延长与停滞。

催产方法

● 人工破膜：人工破膜可使胎先露下降，有效地压迫子宫颈，反射性地引起宫缩增强。此外，破膜后可使前列腺素释放增加，使宫缩增强。同时可了解羊水的性状，及早发现羊水胎粪污染。

注意事项

◇人工破膜可在产程的不同阶段进行，但要掌握适应证。破膜应在宫缩间隙期实施。

◇人工破膜后观察 1 ~ 2h，如果宫缩无增强，可加用小剂量催产素静脉点滴。

● 催产素静脉点滴

产程一旦出现停滞，应积极寻找原因，可从产力、产道、胎儿以及产妇的精神和心理等方面去考虑，不可盲目使用促宫缩药。

● 注意事项

◇首先除外头盆不称，检查产道有无异常。

◇慎重估计胎儿体重。

◇纠正产妇一般情况，解除产妇的紧张情绪和恐惧心理，鼓励产妇，使其增强信心。

◇若是产力异常，可先行人工破膜，了解羊水性状和胎儿宫内安危状况。

◇如人工破膜 1h（经产妇 2h）无效果，可使用小剂量催产素静脉点滴加强宫缩，使用方法及注意事项见引产。

◇处理后还应密切观察产程进展及母儿情况，如无进展则适时放弃阴道分娩。

◇如已进入活跃期而产程进展快，可停止点滴。

*感谢章小维教授编写了"妊娠晚期引产、催产术"一节。

[中华医学会妇产科学分会产科学组. 妊娠晚期促子宫颈成熟与引产指南（2014）. 中华妇产科杂志，2014，49（12）：881-885.]

严重合并症的抢救

产时心力衰竭的抢救

● 分娩方式的选择：参见"妊娠合并心脏病"。

● 产时监护

◇产妇取半坐位，记录血压、脉搏和出入量。

◇持续吸氧。如有肺淤血，给予间断吸经乙醇过滤的氧气（2/3 水 +1/3 95% 乙醇）15 ～ 30min。

◇第一产程：宫口开 3 ～ 4cm，予哌替啶100mg 肌内注射。

◇第二产程：在胎头骨质部分已达骨盆底，矢状缝位于骨盆出口前后径上的情况下，使用产钳或胎吸助产。胎儿娩出后，腹部压沙袋。

◇第三产程：胎盘娩出后，如出血＜ 200ml，可不用缩宫剂。

● 药物

◇强心剂：毛花苷 0.4mg+50% 葡萄糖液 20ml静脉缓慢推注，2 ～ 6h 后可再次给予 0.2mg。饱和量为 0.6 ～ 1mg。注意血钾浓度。

◇利尿剂：呋塞米 20mg+50% 葡萄糖液 10ml静脉缓慢推注，注意血钾浓度。

◇镇静剂：吗啡 0.01mg 皮下注射或苯巴比妥钠 0.3mg 肌内注射。

◇其他：如发生急性肺水肿，可予氨茶碱0.25g+50% 葡萄糖液 20ml 静脉缓慢推注。如上述措施均无效，予硝普钠 0.5 ～ 10μg/（kg·min）

静脉点滴。应用硝普钠时应注意避光、新鲜配制（以不超过 8 ~ 10h 为宜）。调整药量时每 5min 测血压一次，血压平稳后仍应注意监测血压。

羊水栓塞的诊断和抢救

羊水栓塞是产科严重的分娩期并发症，我国发生率为 1/8 000 ~ 1/80 000，英国统计为 1/56 500，美国为 1/12 953，是导致孕产妇死亡的主要原因之一。羊水栓塞孕产妇死亡率为 13% ~ 80%。存活者 75% 遗留神经系统后遗症。围生儿死亡率为 9% ~ 44%，发生于产程中、分娩时、剖宫产术中和中期引产，个别发生于产后。羊水栓塞的高危因素有：孕妇年龄 ≥ 35 岁、剖宫产分娩、引产、急产、多胎妊娠、羊水过多、多胎妊娠、产钳助产、子宫颈裂伤、前置胎盘、胎盘早剥和子痫前期等。上述因素只是高危因素并非直接病因。当前学术界的共识是无法通过改变产科的处理来预防其发生，羊水栓塞的发生仍然是难以预测和预防的。目前认为羊水栓塞是母体对羊水中的物质过敏所致，又称为"过敏反应综合征"。

非特异性前驱症状有焦虑、麻木、感觉发冷、头晕、惊恐感、胸痛、恶心、呕吐和咳嗽等。前驱症状与羊水栓塞发病几乎同时发生，或可间隔至 4h，在胎儿娩出前可发生胎儿窘迫（胎儿心动过缓等）。

● 主要临产表现

◇呼吸困难。

◇发绀。

◇血压下降、休克。

◇产后出血、DIC。

◇抽搐、昏迷。

上述症状可以不平行，可以 DIC 首发，也可以首先出现呼吸困难。但是如第一时间出现血压下降和休克，且不能用其他原因解释，则应考虑到羊水栓塞。羊水栓塞的诊断主要是采用排除法进行临床诊断。

● 辅助检查：血常规、凝血功能、补体和超声心动图显像等。

● 抢救步骤（强调团队处理）

（1）一旦考虑为羊水栓塞，应立即寻求帮助，启动孕产妇抢救小组。完善相关实验室检查、血常规和凝血功能检查，至少开放两条静脉，必要时行静脉切开等。

（2）生命支持

◇给予吸氧，必要时行气管插管和人工呼吸，并给予正压给氧。氧流量为 5 ～ 10 L/min，维持血氧饱和度 ≥ 90%。

◇解除肺动脉高压

氨茶碱 0.25mg+50% 葡萄糖氯化钠溶液 10ml 静脉滴注。

阿托品 0.5mg，静脉点滴或肌内注射。

◇纠正休克，保证有效循环，并请有经验的麻醉师协助抢救。维持收缩压 ≥ 90mmHg，使用升压药物如多巴胺或去甲肾上腺素。肾上腺素

0.5 ～ 1mg iv，可重复用药；多巴胺 180mg+ 生理盐水至 50ml，4ml/h 起静脉泵注，根据血压调整肾上腺素剂量 0.5 ～ 4mg。

（3）纠正 DIC、补充凝血物质及输血等。

（4）若发生在胎儿娩出前，则尽快娩出胎儿。

（5）抗过敏：氢化可的松 200 ～ 500mg 静脉点滴。

（6）不能有效止血时可切除子宫。

（7）进行后续的内科和监护室的处理。

● 试管法测凝血时间的操作方法

（1）以玻璃注射器取 3ml 静脉血。

（2）开始计时。

（3）取下针头后，将 1ml 血样沿管壁各注入 3 个直径为 8cm 的试管内。

（4）将 3 个试管垂直置于 37℃ 水浴中。

（5）3min 后，每隔 30s 倾斜一次第 1 试管，倾斜角度为 30°，直至血液凝固。

（6）确认第 1 试管内血液凝固后，每隔 30s 倾斜一次第 2 试管，倾斜角度为 30°，直至凝固。

（7）确认第 2 试管内血液凝固后，每隔 30s 倾斜一次第 3 试管，倾斜角度为 30°，直至凝固。

（8）停止计时。

（9）所记录的时间为凝血时间（CT）。

试管法测凝血时间参考值：玻璃管 5 ～ 10min。

实验室诊断 DIC 的基本指标

测定项目		正常值	诊断 DIC 异常值	发生 DIC 平均值
筛选试验	血小板 (10⁹/L)	250.0 ± 50.0	$\leqslant 15.0$	5.2（93%）
	凝血酶原时间（s）	12.0 ± 1.0	$\geqslant 15.0$	18.0（90%）
	纤维蛋白原 (mg/dl)	$230 \pm 35^{**}$	$\leqslant 160$	137（71%）
	*3P 试验	−	+	+
纤溶确诊试验	**Fi 试验	$\leqslant 1：8$	$\geqslant 1：16$	1：52 （92%）
	凝血酶时间（s）	20 ± 1.6	$\geqslant 25.0$	27（59%）
	优球蛋白溶解时间 (min)	$\geqslant 120$	$\leqslant 120$	（42%）

注：*3P 试验：血浆鱼精蛋白副凝试验。

**Fi 试验：在乳液颗粒上覆盖一层抗纤维蛋白抗体。

*** 在正常妊娠期，纤维蛋白原较非孕期增加 50%，妊娠末期纤维蛋白原参考值为 4～6g/L。

产后 2h 内纤维蛋白降解到 1g/h 以下，排除其他原因则诊断 DIC。

[时春艳、丁香萍、张梦莹等．羊水栓塞的早期识别和团队流程的抢救．中华妇产科杂志，2016，51(5)：397-400．]

产后出血

诊断及常见原因

● 诊断：产后24h内，阴道分娩者出血量 ≥ 500ml，剖宫产分娩者出血量 ≥ 1000ml。

● 常见原因

◇子宫收缩乏力：子宫过度伸张、羊水过多、多胎经产、羊膜绒毛膜炎、产程延长、产科并发症、用麻醉药或硫酸镁后。

◇胎盘因素：胎盘前置或早剥、胎盘或胎膜残留、胎盘滞留、胎盘粘连和胎盘植入等。

◇软产道损伤：阴道手术产、剖宫产、急产和不恰当的侧切等。

◇凝血功能障碍。

● 常用估计失血量的方法

◇称重法或容积法。

◇检测生命体征、尿量及精神状态。

◇休克指数法。

产后出血的临床表现

失血量 (ml)	脉搏 (次/分)	呼吸 (次/分)	收缩压	脉压	毛细血管再充盈速度	尿量 (ml/h)	中枢神经系统症状
< 1000	正常	14 ~ 20	正常	正常	正常	>30	正常
1000 ~ 2000	>100	21 ~ 30	稍下降	偏低	延迟	20 ~ 30	不安
2000 ~ 3000	>120	31 ~ 40	下降	低	延迟	<20	烦躁
>3000	>140	>40	显著下降	低	缺少	0	嗜睡或昏迷

休克指数与失血的关系

休克指数	估计失血量（ml）	估计失血量占血容量的比例（%）
＜ 0.9	＜ 500	＜ 20
1.0	1000	20
1.5	1500	30
≥ 2.0	≥ 2500	≥ 50

休克指数 = 心率 / 收缩压（mmHg）

◇血红蛋白定量测定

每下降 10g/L，失血量为 400 ～ 500ml。产后出血早期，由于血液浓缩，常不能准确地反映实际出血量。

● 预防

◇加强产前保健。

◇对高危孕妇，应在分娩前将其转到有输血和抢救条件的医院。

◇积极处理第三产程。

①头位胎儿肩娩出后预防性应用宫缩剂。

②胎儿娩出后（40 ～ 90s）及时断脐并协助胎盘娩出。延迟钳夹脐带（胎儿娩出后 1 ～ 3min）对胎儿更有利，控制性牵拉脐带。

③胎盘娩出后检查是否完全，并按摩子宫，充分检测宫缩及 2h 内出血量，如 ＞ 400ml 为预警线，应积极寻找原因并启动急救措施。

产后出血的抢救

● 处理原则：早判断、早治疗。

◇针对出血原因进行治疗。

◇充分、准确地估计出血量。

◇抗休克治疗。

◇及时补充血容量，红细胞与血浆比例至少应为 3：1。大量输血时输血成分的比例如下：红细胞：血浆：血小板为 10U：10U：1U。限制早期输入过多液体来扩容，晶体液 ≤ 2000ml，胶体液 ≤ 1500ml，建议尽早输血。

针对失血原因进行特殊处理

● 宫缩乏力

（1）子宫按摩。

（2）应用缩宫剂。

◇催产素。

◇米索前列醇。

◇卡前列素氨丁三醇。

◇卡贝催产素。

（3）手术治疗：药物治疗无效时用可采取手术治疗。步骤如下：

◇产后 2h 内出血 ＞ 400ml（预警线），启动一级急救处理。

①开放静脉（两条）。

②吸氧。

③监测生命体征和尿量。

④查血常规和凝血，行交叉配血。

⑤寻找原因并处理。

◇产后出血量 500 ～ 1500ml（处理线），启动二级急救处理。

①抗休克。

②针对病因处理（见下）。

◇产后出血量 > 1500ml（危险线），启动三级紧急处理。

①继续抗休克及病因治疗。

②管理呼吸和血容量。

③治疗 DIC。

④纠正酸中毒。

⑤应用抗生素。

⑥行子宫动脉栓塞或子宫切除术。

⑦保护重要脏器功能。

⑧重症监护（麻醉、血液和 ICU）。

⑨宫腔填塞：为基层医院血源缺乏情况下的一种处理措施：

A. 阴道分娩者多选择水囊填塞。

B. 剖宫产术中多选择纱条填塞。

术后使用抗生素预防感染，术后 24 ～ 48h 去除填塞物。

⑩ B-Lynch 的要领：适用于宫缩乏力、胎盘因素和凝血功能障碍者。

⑪ 盆腔血管结扎手术。

⑫ 经导管动脉栓塞术。

⑬ 子宫切除术：适用于各种保守性治疗无

效者。

- 软产道损伤

◇查清部位：缝合止血时应超过裂伤顶端0.5cm。

血肿缝合后需压迫止血，宜冷敷。

◇子宫破裂：立即开腹修补或行子宫切除术。

- 胎盘因素

◇人工剥离胎盘。

◇清除残留胎盘。

◇胎盘植入者，采用局部或全子宫切除术。

- 凝血障碍：一旦确诊，应及早补充凝血因子。

◇血小板 < $(50 \sim 75) \times 10^9/L$ 时。

◇新鲜冰冻血浆。

◇补充纤维蛋白原。

[中华医学会妇产科学分会产科学组. 产后出血预防指南. 中华妇产科杂志，2014，49（9）：554-557.]

晚期产后出血

- 定义：产后 24h 以后出血者。
- 多由感染引起，以剖宫产后多见，也可因胎盘残留或胎盘息肉引起。
- 给予抗感染治疗。
- 补血并给予缩宫剂。

- 抗休克治疗。
- 手术治疗

◇刮宫术：适用于阴道分娩晚期出血。如可疑胎盘残留或胎盘息肉，应在抗休克（输血）和抗感染的同时进行刮宫，动作应轻柔，将刮出物送病理。

◇子宫切除术：经刮宫证实无宫内残留，而缩宫剂及抗感染治疗仍无效，再次大出血，应行子宫切除术。

◇有条件者行子宫动脉栓塞术。

软产道损伤

会阴Ⅲ度裂伤的缝合和护理

- 缝合时应辨清解剖关系。
- 用鼠齿钳夹住并提起肛门括约肌的断端，用 7 号丝线 8 字缝合两针。如直物前壁裂伤，用 3-0 号肠线在黏膜下间断内翻缝合。如直肠内打结，再用 3-0 肠线端端褥式缝合肛门内括约肌 3～4 针，再全层重叠缝合肛门括约肌，然后缝合肛提肌等。
- 术后保持会阴清洁，预防性给予抗生素。术后 3～4 日给予无渣半流质饮食，鸦片酊 0.3～0.5ml，每日 3 次；或复方樟脑酊 4ml，每日 3 次；或洛哌丁醇 1 片，每日 1 次。术后 4 日服液状石蜡或植物油润滑排便。术后禁灌肠或肛查。

子宫颈裂伤

- 检查：在良好的照明下，用阴道拉钩暴露子宫颈，用 2 ～ 3 把无齿钳夹住牵引子宫颈，按顺时针顺序检查。如裂伤超过 2cm，或虽然未超过 2cm 但有活动出血，即可诊断。

- 缝合：用 1 号肠线间断缝合。第一针需超过裂伤顶端 0.5cm，最后一针距子宫颈外缘 0.5cm。如裂伤沿穹窿达子宫下段，应立即开腹探查。

产道血肿

- 除非小血肿，且经较长时间观察，不继续增大，其余一旦确诊，应立即手术。
- 原则：在良好照明和麻醉下，切开血肿，清除血块，找到出血点，止血、缝合。缝合后，应压迫半小时，以防再形成血肿。随后冷敷外阴（压迫止血手法：将示指和中指伸入阴道。拇指在外阴，三指相对，压迫血肿处）。

新生儿

新生儿 Apgar 评分

指标	0	1	2
Appearance（皮肤颜色）	苍白	青紫	红润
Pulse（心率）	无	有，但 < 100 次 / 分	> 100 次 / 分
Grimace tone（肌张力）	无	有，但弱	良好
Activity（反射）	无	有，但弱	良好
Respiration（呼吸）	无	有，但弱	啼哭响亮

新生儿轻度窒息：4 ~ 7 分。

新生儿重度窒息：≤ 3 分。

出生 1min 后评分提示是否要进行新生儿复苏，出生 5min 后评分预示新生儿预后。如出生 5min 后评分为 0 ~ 1 分，则新生儿死亡率达 49%，随着评分上升，死亡率下降。若出生 5min 后评分 ≤ 3 分，则新生儿死亡率及日后发生脑部后遗症的机会明显增加。

新生儿胎龄评估法

体征	0	1	2	3	4
足底纹理	无	前半部红痕不明显	红痕＞前半部，褶痕＜前1/3	褶痕＞前1/3	深褶痕＞前2/3
乳头形成	难辨认，无乳晕	明显可见，乳晕，淡平，直径＜0.75cm	乳晕呈点状，边缘不突起，直径＜0.75cm	乳晕呈点状，边缘突起，直径＞0.75cm	
指甲		未达指尖	已达指尖	超过指尖	
皮肤组织	很薄	较薄，面光滑	光滑，中等厚度，表皮翘起	稍厚，表皮皱裂翘起，以手足明显	厚，羊皮纸样，皱裂深浅不一

◇胎龄周数＝总分 +27

◇胎龄天数＝总分 ×7+184

新生儿窒息的抢救

准备工作：铺好抢救台，接好辐射台，准备好 O_2、吸痰管、喉镜、插管及抢救药。

◇娩出胎儿后稍放低其头部，吸出口内及咽部黏液，将其转移到辐射台上，继续清理呼吸道。

◇在新生儿未恢复正常呼吸之前，不能处理脐带，保留 10cm。

◇如新生儿仍不呼吸，立即行气管插管，吸净黏液，加压给 O_2 或口对口呼吸。

◇开始呼吸后，吸入纯氧至呼吸规律和心跳正常为止。

◇用乙醇搽胸背以促进循环，刺激呼吸。

◇如心率 < 60 次 / 分，用 1 : 10 000 肾上腺素 0.5ml，经脐静脉注入或滴入气管内，切忌过量。

◇纠正酸中毒：将 5% 碳酸氢钠 2 ~ 3ml/kg 加入等量的葡萄糖液中，切忌给药过快、过量。

◇在抢救过程中，操作要轻柔，避免不必要的操作，以预防颅内出血。

◇时刻注意新生儿保温。

高出生体重儿、早产儿和低出生体重儿的处理

● 正常新生儿的护理

◇保暖，周围环境温度以中性温度最佳（中性温度是指能维持正常体温且人体耗氧量最小的

环境温度。体重越轻，日龄越小，则中性温度越高）。

◇皮肤清洁。

◇眼、耳、口和鼻的护理。

◇喂养：母乳喂养。

◇预防接种。

● 高出生体重儿的处理

◇属于高危儿。

◇生后 20min 内即开始哺乳或喂糖水，要勤哺乳，防止低血糖的发生。

● 早产儿、低出生体重儿的处理

◇属高危儿。

◇保暖：室温宜在 24 ～ 28℃，相对湿度在 60% 左右，要求新生儿体温保持在 36.5 ～ 37.0℃（肛温）。凡体重＜ 2000g 者，应将其放入暖箱保暖。使用暖箱前一定要通电预热 2h 左右，待箱温稳定后再将新生儿放入。箱温根据出生体重、体温、出生天数及生活力强弱来调整，在裸体状态下保证以下条件：

出生体重（g）	暖箱温度（℃）	相对湿度
<1000	34 ～ 36	
1000 ～ 1500	32 ～ 34	55% ～ 65%
1501 ～ 2000	30 ～ 32	
>2000	28 ～ 30	

◇氧气供应。

◇喂养：主张提早喂养。

◇补充维生素：出生后第 1 天起，肌内注射维生素 K_1 2mg，连续 3 天，以防止新生儿出血。根据情况补充其他维生素。

◇纠正低血糖及酸中毒。

◇预防感染。

妊娠期其他相关问题

妊娠期空中旅行的安全性

由于乘机旅行日益普遍，孕妇空中旅行的安全性备受关注。

对无产科或内、外科合并症的孕妇，偶尔乘机是安全的。

注意事项：

● 时机：尽量计划在妊娠 36 周以前飞行，避开妊娠早期及晚期，因这两期易发生产科急症。

● 机舱内环境：舱内压改变和温度低易引起孕期生理变化，如血压升高、心率加快和血液携氧能力下降等。正常孕妇可以适应。

此外，如长期活动受限制，可致下肢水肿，偶可形成静脉血栓。可定期活动下肢，穿特制袜子等预防。

● 途中如遇湍流颠簸，应系好安全带。

● 为了预防途中呕吐（尤其早孕期）和腹胀，可在上机前服防晕止吐药，并避免饮用产气饮料及致腹胀食物。

● 飞行中宇宙放射线的暴露对胎儿是微不足道的。

妊娠期免疫

一切免疫接种最好在孕前进行，但当免疫对孕妇与胎儿的利益超过理论上的不良风险时，孕妇仍应接种疫苗。

现尚无对孕妇用减活病毒、细菌疫苗或类毒素后有风险的证据。因此，孕妇如有指征，应进行免疫。

妊娠期行诊断性影像学检查的安全性

孕期诊断性影像学技术仅用于对孕妇与胎儿的潜在利益大于风险时。

● X线检查：为离子化辐射。宫内暴露在大剂量辐射下，可致自然流产、致畸、致癌及诱发突变。

如剂量在 5rad 以下，胎儿异常、生长受限或流产率并不增加。因此，一次 X 线暴露不是人流的指征。如剂量超过 15rad，则胎儿受损的风险增加。

● 考虑到高剂量的诊断性 X 线可能对孕妇及胎儿有不良影响，可选用其他无离子化辐射的影像学检查如超声或 MRI 等来代替。

● 超声与 MRI 检查不会导致胎儿不良反应。

● 当孕妇病情需要做多次 X 线诊断时，应与相关专家磋商，精确计算胎儿可接受的放射剂量会有帮助。

● 禁止在妊娠期用放射性核素碘作诊疗。

● 用于诊断的不透射或顺磁性对比剂虽然不引起损害而对诊断有利，在妊娠期仅在对胎儿的利益超过潜在风险时使用。

常用影像学诊断检查胎儿的估计平均吸收剂量见下表。

常用影像学诊断检查胎儿的估计平均吸收剂量

方法	单次检查胎儿估计吸收剂量	胎儿吸收剂量达 5rad 所需检查（次）
X 线平片		
头颅	4mrad	1250
牙科	0.1mrad	50 000
胸部（正、侧位）	0.02 ~ 0.07mrad	71 429
腹部（多面）	245mrad	20
乳腺	7 ~ 20mrad	250
髋关节（单面）	213mrad	23
骨盆	40mrad	125
静脉肾盂造影	1.398rad	3
荧光透视检查		
上消化道	56mrad	89
钡灌肠	3.986 rad	1
钡餐	6mrad	833
CT 断层扫描（层面厚度 10mm）		
头部（10 层）	< 50mrad	> 100
胸部（10 层）	< 100mrad	> 50
腹部（10 层）	2.6 rad	1
腰椎（5 层）	3.5 rad	1
骨盆测量（1 层）	250mrad	20

妊娠期用药

FDA 颁布的风险等级标准

美国食品和药品监督管理局（FDA）颁布的对妊娠的危险性等级标准为：

● A级：在有对照组的研究中，在早妊期的妇女未见到对胎儿危害的迹象（并且在中晚期也没有危害性的证据），可能对胎儿的影响甚微。

● B级：在动物繁殖性研究中（但无孕妇的对照研究），未见到对胎儿的影响。在动物繁殖性研究中表现有副作用，这些副作用并未在早孕期的妇女得到证实（也没有在中、晚期危害性的证据）。

● C级：在动物的研究证明它有对胎儿的副作用（致畸或杀死胚胎），但并未在孕妇中进行对照研究，或没有在妇女和动物并行地进行研究。本类药物只有在权衡了对孕妇的好处大于对胎儿的危害之后方可应用。

● D级：有对胎儿的危害性的明确证据，尽管有危害性，但孕妇用药后有绝对的好处（例如孕妇受到死亡的威胁或患有严重的疾病，且应用其他药物虽然安全但无效）。

● X级：在动物或人的研究表明它可使胎儿异常，或根据经验认为在人或在人及动物是有危害性的。孕妇应用这类药物显然是无益的。本类药物禁用于妊娠或即将妊娠的患者。

药物制造厂家对许多老药物并未给予分级，是由《妊娠期和哺乳期用药》（见参考文献）确定的风险等级。如果药厂在专业文献中对其药物进行了分级，风险等级的显示会有一个下标的 M（如 CM）。

常用药物的风险等级标准

一、抗组胺药

氯苯那敏（扑尔敏）（B）　　西咪替丁（B）

苯海拉明（B_M）　　　　　　异丙嗪（C）

氯雷他定（B_M）

阿司咪唑（息斯敏）（C_M）

二、抗感染药

1. 驱肠虫药

甲紫（C）　　　　哌嗪（驱蛔灵）（B）

噻咪啶（驱虫灵）（C）

2. 抗疟药

氯喹（C）　　　　奎尼丁（C_M）

奎宁（D/X_M）

3. 抗滴虫药

甲硝唑（B_M）

4. 抗生素

庆大霉素（C）　　　　卡那霉素（D）

新霉素（C）　　　　　头孢菌素类（B～B_M）

链霉素（D_M）　　　　青霉素类（B～B_M）

四环素（D）　　　　　土霉素（D）

金霉素（D）　　　　　杆菌肽（C）

氯霉素（C）　　　　　红霉素（B）

林可霉素（B） 多黏菌素 B（B）

万古霉素（B_M） 螺旋霉素（C）

大观霉素（C） 妥布霉素（C/D_M）

拉氧头孢钠（C_M） 克林霉素（B_M）

阿奇霉素（B_M）

5．其他抗生素

复方新诺明（B/C） 甲氧苄啶（C）

呋喃唑酮（C） 呋喃妥因（B_M）

环丙沙星（C_M） 诺氟沙星（C_M）

氧氟沙星（C_M） 长效磺胺（C_M/D）

6．抗结核病药

乙胺丁醇（B） 异烟肼（C）

利福平（C_M） 对氨基水杨酸钠（C）

乙硫异烟胺（C_M）

7．抗真菌药

克霉唑（B_M） 咪康唑（C_M）

制霉菌素（C_M） 益康唑（C_M）

酮康唑（C_M） 两性霉素 B（B_M）

特比萘芬（B_M） 氟康唑（C_M）

灰黄霉素（C） 伊曲康唑（C_M）

8．抗病毒药

金刚烷胺（C_M） 阿糖腺苷（C_M）

阿昔洛韦（B_M） 奈韦拉平（C_M）

利巴韦林（X_M） 利托那韦（B_M）

伐昔洛韦（B_M） 拉米夫定（C_M）

齐多夫定（C_M）

三、抗肿瘤药

博来霉素（D_M）　　　　环磷酰胺（D_M）

苯丁酸氮芥（D_M）　　　顺铂（D_M）

阿糖胞苷（D_M）　　　　放线菌素（C_M）

噻替哌（D_M）　　　　　柔红霉素（D_M）

阿霉素（D）　　　　　　氟尿嘧啶（D/X_M）

氮芥（D_M）　　　　　　甲氨蝶呤（X_M）

长春新碱（D_M）　　　　他莫昔芬（D_M）

干扰素 α（C_M）

四、自主神经系统药

1. 拟胆碱药

乙酰胆碱（C）　　　　　新斯的明（C_M）

毛果云香碱（C_M）　　　毒扁豆碱（C）

2. 抗胆碱药

阿托品（C）　　　　　　颠茄（C）

普鲁苯辛（C）　　　　　莨菪碱（C_M）

3. 拟肾上腺素药

肾上腺素（C）　　　　　去甲肾上腺素（D）

麻黄碱（C）　　　　　　异丙肾上腺素（C）

间羟胺（D_M）　　　　　多巴胺（C）

多巴酚丁胺（B_M）　　　特布他林（B_M）

羟苄羟麻黄碱（利托君）（B_M）

可卡因（C_M/X）

4. 交感神经阻滞剂

阿替洛尔（D_M）　　　　倍他洛尔（C_M/D）

麦角胺（X_M）

五、中枢神经系统药物

1．中枢兴奋药

咖啡因（B）　　　　　　吸烟（X）

海洛因（X）

2．抗惊厥药

硫酸镁（B）　　　　　　卡马西平（D_M）

苯妥英钠（D）　　　　　丙戊酸钠（D_M）

3．解热镇痛药

阿司匹林（C/D）　　　　非那西丁（B）

水杨酸钠（C/D）

4．非甾体抗炎药

吲哚美辛（B/D）

5．镇痛药

可待因（C/D）　　　　　吗啡（C_M/D）

阿片（B/D）　　　　　　哌替啶（B/D）

纳洛酮（B_M）　　　　　曲马朵（C_M）

6．镇静、催眠药

异戊巴比妥（D/B_M）

戊巴比妥（D_M）　　　　苯巴比妥（D）

水合氯醛（C_M）　　　　乙醇（D/X）

硝西泮（C）　　　　　　地西泮（D）

奋乃静（C）　　　　　　氟哌利多（C）

氯丙嗪类（C）

7．抗抑郁药

多塞平（C）　　　　　　阿米替林（C_M）

氟西汀（C_M）

六、心血管系统药物

1. 强心苷

洋地黄（C）　　　　　　　地高辛（C_M）

洋地黄毒苷（C）　　　　　　奎尼丁（C_M）

2. 降压药

可乐定（C）　　　　　　　　甲基多巴（B_M）

肼苯达嗪（C_M）　　　　　　硝普钠（C）

哌唑嗪（C）　　　　　　　　拉贝洛尔（C_M/D）

酚妥拉明（C_M）　　　　　　硝苯地平（C_M）

尼莫地平（C_M）

3. 血管扩张药

亚硝酸异戊酯（C）

二硝酸异山梨醇（C）　　　　硝酸甘油（B/C_M）

七、利尿药

双氢克尿噻（D）　　　　　　尿素（C）

呋塞米（C）　　　　　　　　甘露醇（C）

氨苯蝶啶（C_M/D）

八、消化系统药

复方樟脑酊（B/D）

九、激素类

1. 肾上腺皮质激素

可的松（C/D）　　　　　　　倍他米松（C/D）

地塞米松（C/D）　　　　　　泼尼松（C/D）

2. 雌激素*

己烯雌酚（X）　　　　　　　雌二醇（X_M）

口服避孕药（X_M）*　　　　复方口服避孕药*

3．孕激素 *

孕激素类（D）　　　　　炔诺酮类（X_M）

4．降糖药

胰岛素（B）　　　　　　甲苯磺丁脲（C_M）

格列本脲（C_M）　　　　二甲双胍（B_M）

5．与甲状腺有关的药物

丙硫氧嘧啶（D）　　　　甲巯咪唑（D）

降钙素（B）　　　　　　甲状腺素（A）

十、维生素

异维 A 酸　　　　　　　（X_M）

维 A 酸（全身用药）　　（D_M）

维生素 A　　　　　　　（A/X）

十一、其他

溴隐亭（B_M）　　　　　丙磺舒（C）

卡麦角林（B_M）　　　　米非司酮（X）*

十二、常用免疫血清与疫苗的等级标准

1．免疫血清

乙型肝炎免疫球蛋白　　　HB1G C_M

肌内注射免疫球蛋白　　　C_M

静脉注射免疫球蛋白　　　C_M

狂犬病免疫球蛋白　　　　C_M

破伤风免疫球蛋白　　　　C_M

2．疫苗

卡介苗 BCG	C_M	麻疹	X/C_M
霍乱	C_M	脑膜炎	C_M
甲型肝炎	C_M	腮腺炎	X/C_M
乙型肝炎	C_M	鼠疫	C_M

流感	C_M	肺炎球菌疫苗多价	C_M
脊髓灰质炎	C_M	伤寒	C_M
狂犬病	C_M	水痘	C_M
风疹	X/C_M	黄热病	D
天花	X		

* 咨询专家

缩略语词表

TO	坐骨结节间径	intertuberous diameter
IS	髂前上棘间径	interspinal diameter
IT	粗隆间径	intertrochantoric diameter
IC	髂嵴间径	intercristal diameter
EC	骶耻外径	external conjugate
DC	对角径	diagonal conjugate
BMI	体重指数	body mass index
AFI	羊水指数	amniotic fluid index
AFV	羊水量	amnitic fluid volume
TSH	促甲状腺激素	thyroid stimulating hormone
BPD	双顶径	biparietal diameter
HC	头围	head circumference
HCG	人绒毛膜促性腺素	human chorionic gonadotropin
AC	腹围	abdominal circumference
FL	股骨长	femur length
FAC	胎儿腹围	fetal abdominal circumference
NT	颈项透明层厚度	nuchal translucency
RI	阻力指数	resistance index
PI	搏动指数	pulsatility index
IUGR	宫内生长受限	intrauterine growth restriction
NICU	新生儿重症监护病房	neonatal intensive care unit
FHR	胎心率	fetal heart rate
NST	无应激试验	non-stress test
BPS	生物物理评分	biophysical score
ALT	谷丙转氨酶，丙氨酸转氨酶	glutamic-pyruvic transaminase

AST	谷草转氨酶，天冬氨酸转氨酶	glutamic-oxaloacetic transaminase
PLT	血小板	platelet
LDH	乳酸脱氢酶	lactate dehydrogenase
DIC	弥散性血管内凝血	disseminated intravascular coagulation
ECG	心电图	electrocardiogram
OGTT	口服葡萄糖耐量试验	oral glucose tolerance test
FBG	空腹血糖	fasting blood glucose
PPG	餐后血糖	postprandial blood glucose
RDS	呼吸窘迫综合征	respiratory distress syndrome
PTU	丙基硫氧嘧啶	propylthiouracil
IUGR	宫内生长迟缓	intrauterine growth restriction
fFN	胎儿纤连蛋白	fetal fibronectin
IVH	脑室内出血	intraventricular hemorrhage
PVL	脑室周围白质软化	periventricular leukomalacia
NEC	新生儿坏死性小肠结肠炎	neonatal necrotizing enteroclitis
NSAIDs	非类固醇抗炎药	non-steroidal anti-inflammatory drugs
PG	前列腺素	prostaglandin
AFP	甲胎蛋白	α-fetoprotein
STDs	性传播疾病	sexually transmitted diseases
PCR	聚合酶链反应	polymerase chain reaction
HPV	人乳头瘤病毒	human papillomavirus

HAART	高活性抗反转录病毒治疗	highly active antiretroviral therapy
HSV	单纯疱疹病毒	herpes simplex virus
GBS	B 族链球菌	group B streptococci
CRS	先天性风疹综合征	congenital rubella syndrome
TOXO	弓形虫病	toxoplasmosis
CMV	巨细胞病毒	cytomegalovirus
CIN	子宫颈上皮内瘤变	cervical intraepithelial neoplasia
ROA	右枕前	right occiput anterior
LOA	左枕前	left occiput anterior
CT	凝血时间	coagulation time
FDA	（美国）食品和药品监督管理局	Food and Drug Administration
ICP	妊娠肝内胆汁郁积	intrahepatic cholestasis of pregnancy
MCA	大脑中动脉	middle cerebral artery
OCT	催产素激惹试验	oxytocin challenge test
HBIG	乙型肝炎免疫球蛋白	hepatitis B immune globulin
FTI	游离甲状腺素指数	free thyroxin index
GDM	妊娠糖尿病	gestational diabetes mellitus
PROM	胎膜早破	premature rupture of membranes

参考文献

1. 曹泽毅主编. 中华妇产科学. 第2版. 北京: 人民卫生出版社, 2004.

2. 时春艳, 金艳志, 董悦等. 超声测量胎儿腹围预测巨大胎儿. 中华围产医学杂志, 2001, 4: 3-6.

3. 时春艳, 金艳志, 董悦等. 阴道超声测量宫颈长度对预测早产的价值. 中华妇产科杂志, 2003, 46: 204-206.

4. 程志厚, 宋树良主编. 胎儿电子监护学. 北京: 人民卫生出版社, 2001. 308-320.

5. James DK, Steer PJ, Weiner CP, et al. High risk pregnancy management options. 3rd ed. Philadelphia: W.B.Saunders Company, 2006.

6. Callen PW. Ultrasonography in obstetrics and gynecology. 4th ed. Philadelphia: W.B. Saunders Company, 2000. 1021-1045.

7. Cunningham FG, Leveno KJ, Gilstrap Ⅲ LC, et al. Williams Obstetrics. 22nd ed. New York: McGraw-Hill Companies, 2004.

8. ACOG Practice Bulletin, No.37. Thyroid disease in pregnancy. Obstet Gynecol, 2002, 100: 387-396.

9. ACOG Practice Bulletin, No.31. Assessment of risk factors for preterm birth. Obstet Gynecol, 2001, 8: 709-716.

10. Ⅰ ams JD. Prediction and early detection of preterm labor. Obstetrics Gynecol, 2003,

101：402–412.

11. Leitich H，Kaider A. Fetal fibronection-how useful is it in the prediction of preterm birth. BJOG，2003，110：66–70.

12. CDC：Sexually transmitted diseases. Treatment guideline，2006. MMWR，2010，59（RR-12）.

13. 马润政，陈卓，李红瑜.妊娠期影像学检查的安全性.中华围产杂志，2010，13：157-160.

14. ACOG Committee Opinions，No 443. Air travel during pregnancy. Obstet Gynecol，2009，114：954-955.

15. ACOG Committee Opinions，No 402. Antenatal corticosteroid therapy for fetal maturation. Obstet Gynecol 2008，111：805-807.

16. ACOG Committee Opinions No 299. Guide lines for diagnostic imaging during pregnancy. Obstet Gynecol，2004，104：647–651.

17. 中华医学会妇产科学分会产科学组、中华医学会围产医学分会妊娠合并糖尿病协作组.妊娠合并糖尿病临床诊断与治疗推荐指南（草案）.中华妇产科杂志，2014，42：426–428.

18. 中华医学会妇产科学分会产科学组.早产的临产诊断与治疗推荐指南（草案）.中华妇产科杂志，2015，42：498–500.

19. 中华医学会妇产科学分会产科学组．妊娠晚期促宫颈成熟与引产指南（草案）．中华妇产科杂志，2014，43：75-76．

20. 中华医学会妇产科学会产科学组．产后出血的预防与处理．中华妇产科杂志，2014，44：554-557．

21. ACOG Committal Opinions，No 283：New U.S. Food and drug administration labeling on cytotec（misoprostol）use and pregnancy. Obstet Gynecol，2003，101：1049-1050．

22. Brigg GG，Freeman RK，Yaffe SJ. Drugs in pregnancy and lactation. 7th ed. New York：Lippincott Williams & Wilkins，2005．

23. Gerald G. Briggs，Roger K. Freeman，Summer J. Yaffe 著．杨慧霞，段涛主译．妊娠期和哺乳期用药．北京：人民卫生出版社，2008．

24. 高雪莲，杨慧霞．孕期乘机的安全性．中华围产医学杂志，2010，13-133．

25. Report of the National Blood Pressure Education Program Working Group on the high blood pressure is pregnancy. Obstet Gynecol，2000，183：S1-S22．

26. 杨慧霞，魏玉梅，孙伟杰．妊娠期糖尿病诊断标准的新里程碑．中华围产医学杂志，2010，13：177-180．

27. Zhang J，Troendle J，Mikolajczyk R，et al. The natural history of the normal first stage of